発達障害は改善します

~未来を変えた11の症例~

♥推薦の辞

現代を生きる私たちにとって未知のものが古代の人々にとっては未知でなく、古代の人々が知り得なかったことについて、現代の私たちは多くの知識を蓄積しつつあります。そしてお互い、そのことに気付き始めています。

私たちにとって新経絡治療は、「古代の人々にとっては未知でなく、現代の私たちにとって未知のもの」を目に見える形とし（可視化）、形を整え（構造化）、マニュアル化し（標準化）、広く啓蒙活動を行う（組織化）、まさに社会的責任を担う治療です。

また、新経絡治療は、古代知の一つであるエネルギー（波動）医療に属し、生命的プロセスに直接つながっている生命医療です。生命医療であるからこそ新経絡治療は、発達障害という現代科学では未知の領域に踏み込めるのです。

人間工学というまさに現代知の最先端分野のプロフェッショナルである著者は、学会でも重きを成し、ドクターグリップをはじめ人間の特性に基づく科学的アイデアの応用で、実社会に多くの貢献を成しています。その著者が50年近い経絡治療の経験から新経絡治療を確立し、発達障害を改善させるに至りました。その成果は、発達障害を与えられた人に自身の可能性を発現させるきっかけをつくり、彼らが社会に飛び立つ手助けとなっています。

人と社会は他者から分離して存在するものではなく、関係性そのものが人であり社会です。発達障害の抱える「間柄への障壁」の扉を、新経絡治療が開きます。そして、生命的プロセスという、あらゆるものとつながっている力に満ちあふれた世界へといざないます。

新経絡治療がさらに発達障害に対する理解を深め、これからも常に発達障害とともにある自覚を自らのうちに育てることを願って、本書推薦の辞とさせていただきます。「もし私が一人の生命の苦しみを和らげ、一人の苦痛をさますことができるなら…私の人生は無駄ではない」（Emily《エミリー》 Dickinson《ディキンソン》）を贈って。

日本新経絡医学会副会長　茂原 治

♥ はじめに

私の専門は産業保健であり、長年、働く人の腰痛、頸肩腕《けいけんわん》障害やうつ病やじん肺など仕事に関わる多様な疾患の予防・治療に従事してきました。予防には、人間工学による働く環境の改善を、治療には、鍼《はり》・漢方などの東洋医学を使用してきました。

そのため、友和クリニックには、腰痛などの筋骨格系の患者さんと並んで過労性のうつ病、職場で発症した脳卒中、パニック障害や不眠症などの脳神経系の疾患の患者さんが多く受診されるようになりました。その結果、新経絡治療は、筋骨格系の疾患だけでなく、脳神経系疾患の治療にも大きな効果を示すことが明らかになったのです。

こうした中で、知り合いの小学校3年生の女の子が、学習障害であることが分かり、彼女の新経絡治療を頼まれたのが、発達障害との本格的な出会いでした。漢字の学習障害があり、毎日2～3時間漢字の勉強をしても30点しか取れないと訴えていました。彼女に新経絡治療を試し、治療をする前と、5分間の新経絡治療後にストップウオッチを使い、漢字ドリルを1ページ覚える時間を比較しました。その結果、新経絡治療後は漢字を覚える時間が明らかに短縮し、その効果が認められました。学習障害と診断されて毎日泣きはらしていたお母さんは学習障害が改善するかもしれないと希望を感じ、広島に泊まり込んで治療をすることになりました。当初は1週間だけ試して、効果があれば続けるという約束でした。そのお子さんは、1週間の新経絡治療で驚くような効果が認められ、結局1カ月間泊まり込んでの治療となりました。1カ月後には、記憶障害などの多くの発達障害の症状が改善して、治療開始7週間後の国語の試験で88点と90点を取りました。それまではどんなに勉強しても30点しか取れなかったため、職員室が大変な騒ぎになりました。その子は、その後も治療を続け、現在まで経過をみています。現在、私立高校で元気に学校生活を送っています。

新経絡治療で、学習障害が短期間で劇的に改善する例を経験し、大きな衝撃を受けました。新経絡治療によるこの改善が、この子にだけ起こった特異的なことか、それとも発達障害の子どもさんに普遍的に起こるのかを検討するために、その後、多くの発達障害の子どもさんの治療を行いました。その結果、新経絡治療は発達障害の子どもさんに広く効果があることが明らかになり、２０１１年には、日本新経絡医学会を設立し、本格的に発達障害の新経絡治療の研究を開始し、現在までに多くの成果を上げてきました。

新経絡治療は優れた治療であり、多くの子どもさんの発達障害の症状を改善させることができると考えています。この治療を世の中に広く知らせ、1人でも多くの子どもさんの発達障害の症状が改善する手助けとなることを願って、はじめの言葉とします。

目次

第1章

発達障害とその症状について

01 発達障害とは

♥発達障害の概要について

発達障害は主に、言語機能・運動機能・心理機能（心の働き）・認知機能を担う、中枢神経機能の発達の異常です。乳幼児期から幼少期の発達期に脳の機能障害が出現するため、本来であれば子どもの成長とともに獲得される、言語・運動・心理・認知機能が十分に発達しません。このため、言葉や運動などの発達の遅れが目立ち、他の子どもとうまく関われないといった問題が発生します。

兄弟や周りの子どもと比べて違和感を覚えたり、集団的な指示が通らないなどがきっかけで、発達障害に気付くことが多いようです。しかし中には、発達障害に気付かず、見過ごされている場合も少なくありません。発達障害も他の疾病と同様、早期発見・早期対策が大切です。この章では発達障害への気付きを促すため、代表的な四つの発達障害の症状と二次障害についてお話しします。

脳の機能障害は、必ずしも特定の部位に発生するわけではありません。偶発的に多様な部位に障害が起こる可能性があるため、障害が重複するケースもあります。特徴的な症状が少なくても、これから紹介するモデルケースに当てはまることがあったら、専門家の診断を受けるべきと考えます。

02 知的な遅れがないのに学習が不得意な「学習障害」

♥学習障害とは

学習障害とは、聞く・話す・読む・書く・計算する・推論するという能力のうち、いくつかの能力の習得と活用に著しい困難を示す障害です。全般的な知的発達に遅れがないにも関わらず、「どうしても漢字が覚えられない」「計算だけができない」といった、学習面での偏った不得意さが目立ちます。文字の形を認識したり、計算したり、記憶したりする機能は、脳の一部に偏在しています。単語の発音と形を対応付けて学習するには側頭葉が、計算には頭頂葉がそれぞれ関連するとされています。学習障害では、こうした脳の局所的な機能に、軽度の障害があると考えられています。

♥学習障害の症状

学習障害の多くは、勉強内容が少し複雑になる小学校２～３年生で目立つようになります。

【Aちゃんのケース】

Aちゃんは、状況や自分の気持ちを言葉で伝えるのが苦手です。文章の理解が苦手で、作文で「自分の気持ちを書きなさい」といわれても、全く書けません。文章を読むのも苦手で、初めての文章は1文字ずつ読みます。途中でどこを読んでいるのか、分からなくなることもあります。

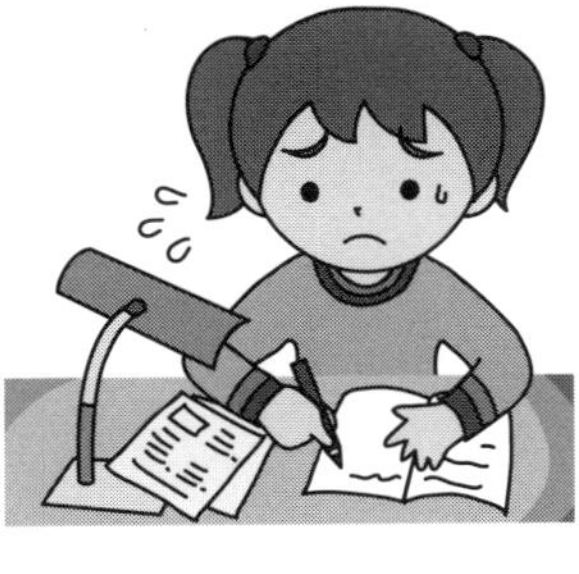

小学校1年生のころから音読が苦手で、読み書きには時間がかかりました。授業中にノートを全部書き写すことができず、休み時間になっても写していました。お母さんは、「全くできないわけではない。時間がかかるだけ」と思っていましたが、小学校2年生になっても字を書くのが遅く、読み書きが困難です。平仮名や片仮名も覚えにくく、小学校2年生まで鏡文字を書いていました。特に漢字を覚えるのが苦手で、毎日3時間かけても１００点満点のテストで8点しかとれません。

【Bくんのケース】

　Bくんは、算数が苦手です。2桁＋2桁の足し算が暗算できず、繰り上がりや繰り下がりの計算を間違えます。繰り上がりの計算が嫌いで、ギャーと叫ぶこともあります。引き算の概念が分からず、筆算のやり方も理解できません。割り算の余りの計算、分数、小数点の移動、最大公約数の意味なども、理解できません。

　時間の概念がないため、時計の読み方や時間の計算が分かりません。文章問題が苦手で、応用問題は全く解けません。

　学習障害があると、どんなに学習に限りない時間と努力を傾けても、その多くは習得が困難です。そのため親御さんは「こんなにやっているのに、この子はどうしてできないのだろう」と困惑し、疲れ果てて相談に来られます。

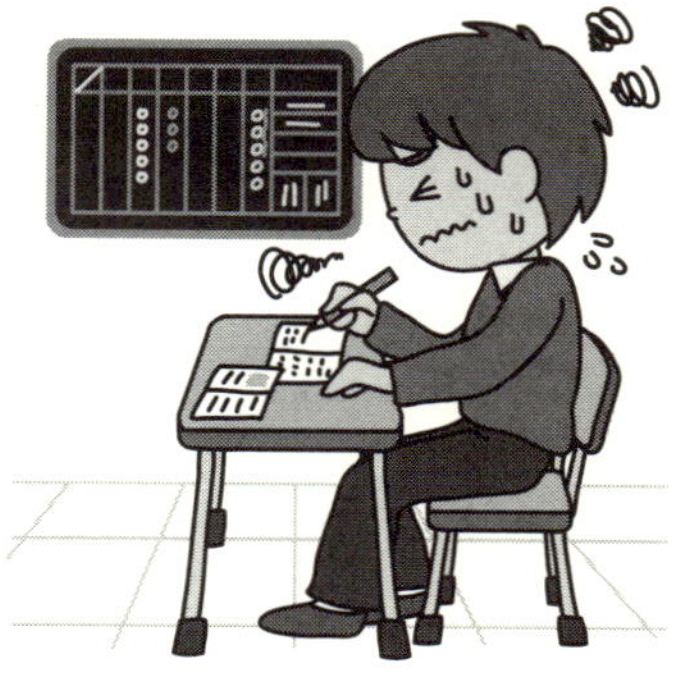

第１章：発達障害とその症状について

03 協調運動ができない、「発達性協調運動障害」

♥発達性協調運動障害とは

両手、手と目、手と足など、体の一部を同時に使う運動（協調運動）の発達が、年齢に対して著しく遅れた状態をいいます。乳幼児期は、ハイハイやおすわり、歩き始めが遅い、階段をうまく上れない、着替えるときにボタン掛けやジッパーの上げ下げがうまくできないなどが見られますが、「成長すればできるようになる」と見過ごされるケースがあります。しかし学童期や成人になっても、球技が苦手、字が汚い、タイピングが苦手、運動が極端にできないなど、運動面の不正確さが残ります。これらの運動技能の障害が日常生活を著しく妨げており、視覚障害や神経疾患が見られない場合に、発達性協調運動障害と診断されます。典型的な例は、５歳以降に診断されることが多いようです。

発達性協調運動障害の要因としては、運動モデルの形成障害や、協調運動を司る小脳などの軽微な障害、人の動作を模倣するミラー神経領域（前頭運動野と下頭頂葉部位）の発達の遅れが想定されます。このため、早産児や低出生体重児などに多く見られ、有病率は５～11歳の子どもの５～６％と見積もられています。この障害は単独で生じる場合もありますが、ＡＤ／ＨＤや学習障害、自閉症スペクトラムと併発することも多い障害です。自閉症スペクトラム児の79％は運動面の障害があり、ＡＤ／ＨＤと発達性協調運動障害の併発率は55・２％とする報告もあります。

♥発達性協調運動障害の症状

発達性協調運動障害は、長い年月によって改善が見られる場合もあります。しかし50～70％は、青年期になっても協調運動の問題が続くと想定されています。

【Ｃくんのケース】

Ｃくんは、小さいころから運動が苦手で、手先が不器用です。３歳になっても、１段ずつ足をそろえないと階段の上り下りができませんでした。ボタンをはめるのも、苦手でした。左右同時に手を使うのが難しいので、6歳になってもはさみがうまく使えず折り紙もできません。体幹が弱いため、運動が苦手。小学校の体育の授業では、縄跳び、跳び箱、スキップができませんでした。連絡帳の字の大きさがばらばらで、字が枠内に入りません。9歳になっても靴ひもが結べず、友達に結んでもらっていました。字を書くのが遅く板書を写すのが難しいので、10歳のころには授業に付いていけなくなりました。

成長しても、運動が苦手で手先が不器用な部分は、改善されませんでした。11歳になっても自転車に乗れず、食べこぼしも多い状況。就職先でも組み立て作業がうまくできず、仕分けが遅いと指摘されました。27歳の今でも文字がうまく書けず、ちょう結びができません。

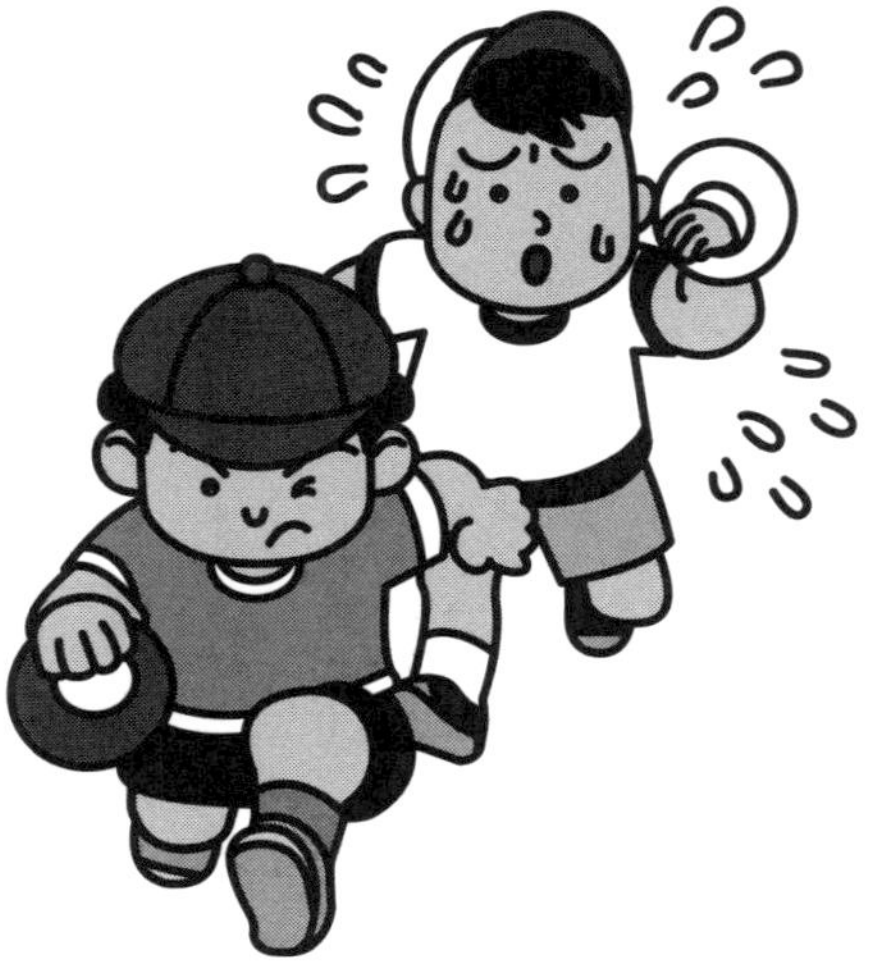

発達性協調運動障害の成人を診察することは少ないですが、協調運動がうまくいかな

ければ仕事にも支障をきたします。手先を使う仕事に就職しにくく、就職してもうまくいかず転職を繰り返すケースもあるため、早期の対策が必要です。

04 自閉的な特徴のある多様な障害レベルを含む「自閉症スペクトラム」

♥自閉症スペクトラムとは

自閉症スペクトラムは、一連の障害群の名称です。アスペルガー症候群や自閉症など、自閉的な特徴のある多様な障害を含めて、このように呼んでいます。社会性の障害（同年代の子どもと相互的な交流ができない）、社会的コミュニケーションの障害（自分のことを一方的にしゃべり、表情や仕草で表現できない）、活動と興味の範囲のこだわりや反復行動を示す障害（特定の興味に極めて強く没頭する）、感覚の特異性（大きな音や匂いなどに、過敏に反応する）などが、特徴として挙げられます。

この障害がある人は、人の感情の読み取りに関与する脳部位（社会脳）同士の連結が乏しいようです。

このため相手の行動から相手の心情を読み取ることが難しく、自分に向けられた視線に注意を引きつけられない傾向があります。また前頭葉などの統合機能が働きにくいため、感覚野のみが活性化して感覚過敏が生じたり、全体的に見渡せずに細部にこだわる傾向もあります。

社会脳に関連する部位

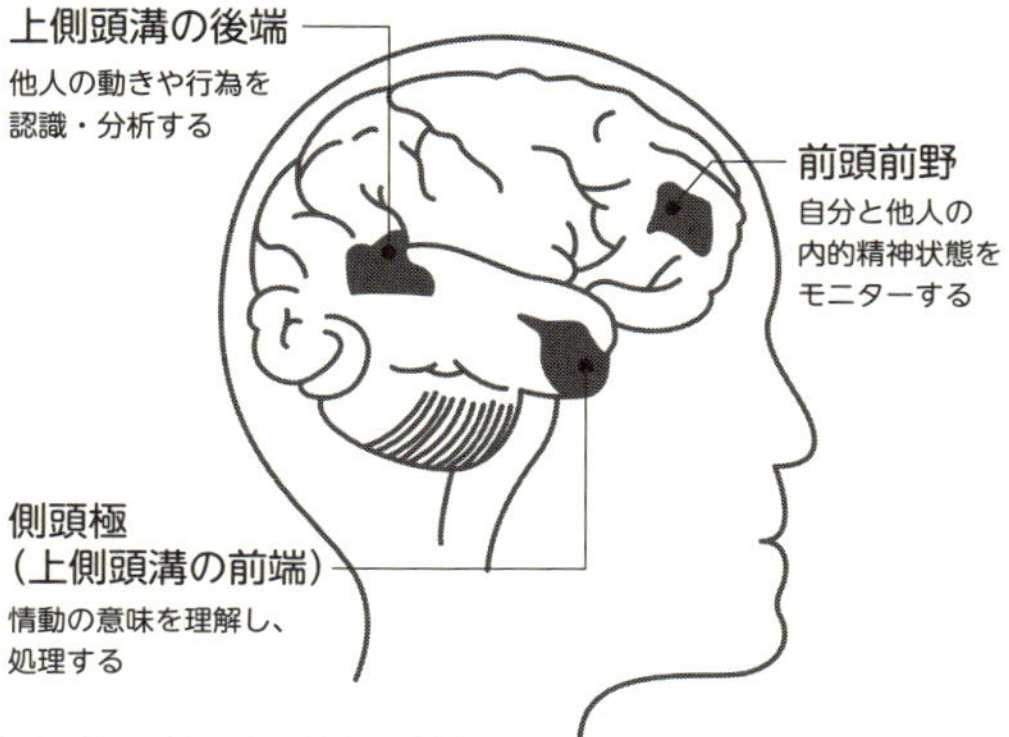

S.J.ブレイクモア, U.フリス
脳の学習力 P154 より改変. 岩波書店.2008

♥ アスペルガー症候群と自閉症

アスペルガー症候群は、言葉の発達の遅れを伴わない自閉症といわれています。人との共感能力が欠如しているため、友人関係を築くことができず、会話も一方的になりがちです。特定の興味においては、非常に集中して取り組むことができますが、動作がぎこちないことがあります。アスペルガー症候群の子どもたちは、興味のある事柄について非常に優れた能力を持っていることが多く、「小さな教授」とも呼ばれています。

「共同注意（視線や身振りで他人の注意を引き、関心を共有する行動）を示さない」「大人の視線を追わない」「簡単なごっこ遊びができない」という三つの兆候があれば、自閉症に対する詳しい検査を受けることが望ましいでしょう。アスペルガー症候群はこの基準に当てはまらない例もありますが、自閉症の兆候は3歳ごろにははっきりします。

♥社会性障害の症状

社会性障害のある子どもの場合、乳児期は特に問題がありません。視線が合わせにくいケースはありますが、後追いがなく親との交流を求めないため「手がかからない子」と認識するお母さんもいます。

しかし幼稚園などで集団生活が始まると、トラブルが増えます。人の気持ちが分かりにくく感情共感ができないので、お友達が悲しがっていても理解できません。理解力が乏しいため、

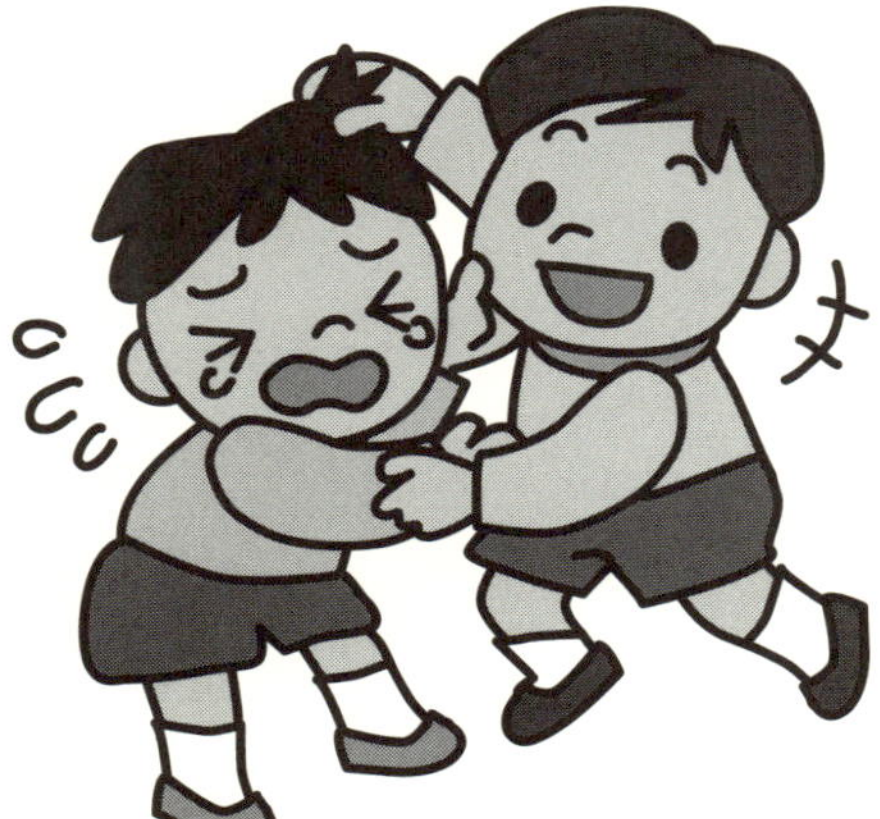

トラブルを起こしても自分が怒られていることが分からず、笑っていたりします。集団で遊ぶことが苦手で、本を読んだりブロックをしたり一人遊びを好む傾向があります。

対人関係が不器用なので友人ができにくく、「これまで親しい人ができたことがない」という子もいます。家族がテレビを見ながら食事をしているのに「テレビがうるさいから」と勝手に消すなど、状況が読めない行動を取りがちなために、周囲の理解が必要になります。

♥社会的コミュニケーションの障害

アスペルガー症候群では、言葉の発達に遅れはないため、発語に問題はありません。しかし同年代の子どもに比べると話し方が変わっており、同年代とコミュニケーションが取りにくい傾向があります。思いが人に伝わりにくいため、言葉の行き違いで友人間のトラブルになることも。突拍子もない発言をしたり、ささいな言葉の使い方が気になって言い直しをするなど、コミュニケーションに違和感があります。

知らない人にも話しかけるため社交的に見えますが、自分の話したいことだけを話しているので会話がかみ合いません。抑揚がなく、平板な話し方をする傾向もあります。

♥活動と興味の範囲の偏り

一般的に「こだわりが強い」とされる行為です。「こだわり」の内容はさまざまで、その範囲は「持ち物」「道順」「行動の順番」「食べ物」など多岐に渡ります。例えば「傘と長靴を持って行かないと、幼稚園に行かない」「いつもと違う道を行くと、いつもの道に引き返さないと帰らない」「いつも同じ絵本を読む」「身の回りの物は全て黄色でないといけない」などです。環境が変わることが極度に苦手で、したかったことを中断させるとパニックを起こす子も多いです。

【Dくんのケース】

2歳のころからこだわりが強く、着慣れた服しか着ません。事前に予定を言わないと機嫌が悪くなり、1日のスケジュールや目的が明確になっていないと、不安になります。必ず晩ご飯を食べてから宿題をする、20時30分に寝ないと気が済まないなど、自分なりのルールがあり、その通りに行動することを好みます。時間通りにやらないお母さんを、強く責めることも。食事にも「日曜日はホットケーキ」「パンはドーナツとねじり棒」「おかずは食べず、炭水化物のみ」というこだわりがあります。

勝つことに強いこだわりがあり、ゲームで負けそうになると大声を出して暴れ、負けると怒ってゲーム板をひっくり返します。一度興味を持つとそれにのめり込み、恐竜や犬などの名前や大きさを暗記します。くるくる回ったり、手のひらをヒラヒラさせるのが好きで、扉の開け閉めを繰り返すこともあります。

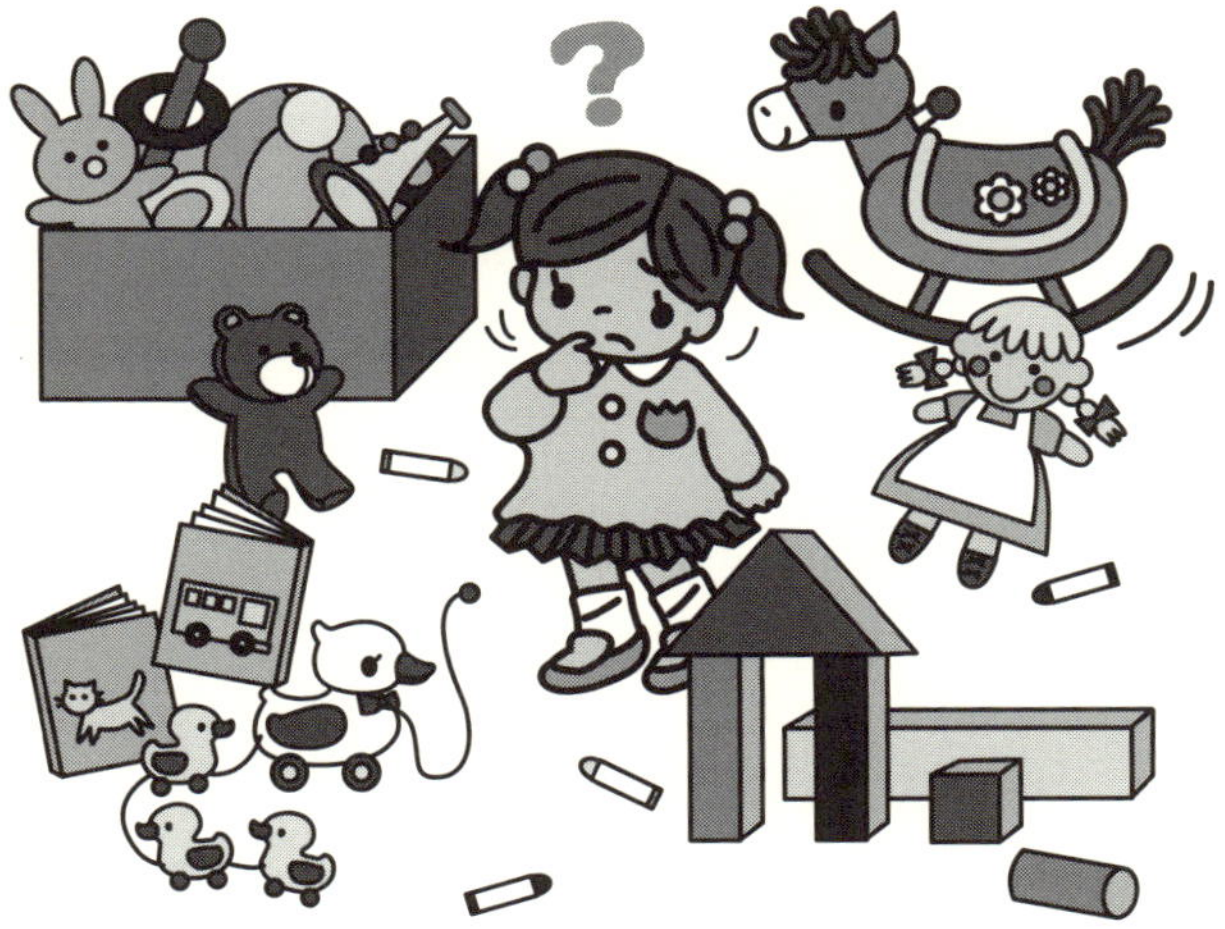

♥想像力や構想力の欠如

先を見通すことが苦手なので、突発的な事態があると落ち着きがなくなります。何から手を付けたらいいか想像することが苦手なので、状況を読みながら計画を立てることができず、片付けも苦手な傾向があります。

想像力が乏しいため、文学書の内容が理解できず、技術書を好む人も多いです。囲碁や将棋は、ルールが分かっても先のことが想像できないため、対局することはできません。

♥知覚過敏

感覚野のみが活性化しているため、普通の人には何でもない音・味・匂いに強く反応します。ドライヤーやエアコン、からくり時計など、特定の音を嫌がるケースもありますが、大きな音がするとパニックになる子どももいます。食感や味覚が鋭すぎるため、「青野菜、卵の黄身、パンの耳が食べられない」「食感がパサパサしたもの、硬い物を食べない」など極度の偏食が起こります。スーパーや飲食店から流れてくる匂いが嫌で、店の前を通れない子もいます。

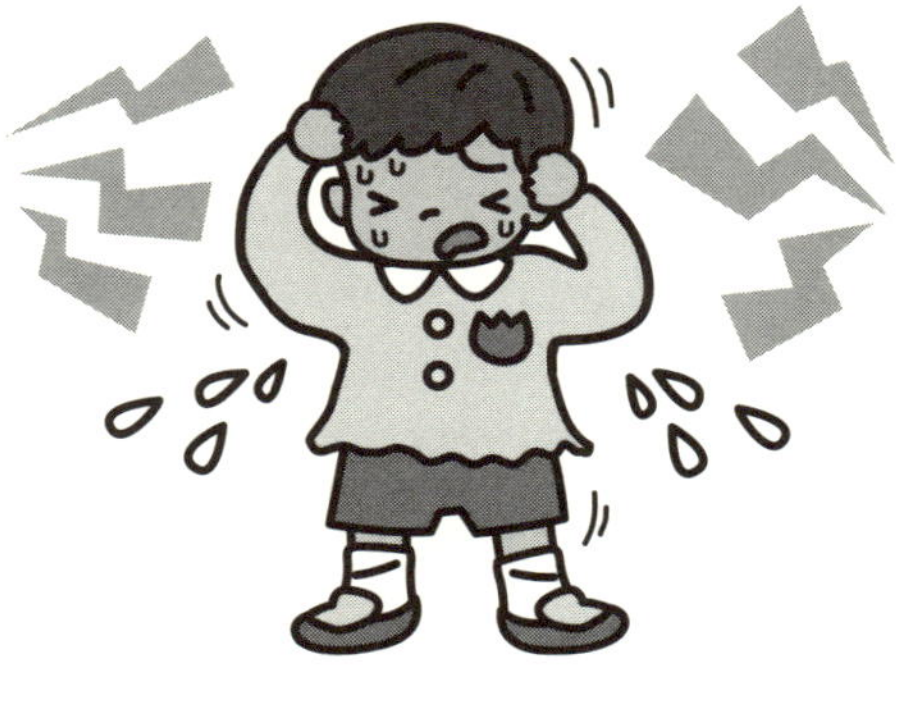

♥特性をうまく伸ばすことで、将来につなげる

アスペルガー症候群や自閉症の子どもさんは、こだわりが非常に強く、対人関係のトラブルも目立ちます。このため親御さんは、トラブルの対応に追われ、精神的にも疲労

しています。

しかしこの障害の特徴は、研究者向きの気質があります。興味があることに対しての記憶力や集中力がすごく、言葉に興味を持つ子は大人顔負けの語彙《ごい》力を発揮します。鉄道が好きで鉄道雑誌に熱中する子、50種類以上の動物の名前を全部覚えている子など、興味の内容はさまざまですが、うまく伸ばせば将来能力を発揮できると思われます。

05 落ち着きがなく集中困難な「注意欠如多動性障害（AD／HD）」

♥AD／HDとは

落ち着くことができない「多動」、一つの物事に集中できない「集中困難」、突発的に行動してしまう「衝動性」の三つが、AD／HDの大きな特徴といわれています。恐怖心より衝動性の方が勝ってしまうため、「高い所でも、怖がらずに上る」「高い所から、平気で飛び降りる」など、恐怖心の欠如も見られます。

AD／HDは、注意・集中を制御する「眼窩《か》前頭前野」、行動の基準を決める「扁桃体」、記憶を司る「海馬」、快感の源である「側坐核」などの合理的な行動を強化する、記憶の回路の障害が関与するとされています。病態モデルとしては、二重経路モデルが挙げられます。一つは実行機能システムに障害が起きるケースで、前頭前野の機能が低下。抑制機能が欠如するため計画的に考えて行動することができず、注意欠如・注意散漫の症状が出ます。もう一つは報酬系システムに障害が起きるケースで、側坐核など報酬系の機能が低下。衝動が抑えられず短期的な報酬を選ぶ傾向が強く、多動・不注意・衝動性が目立ちます。

前頭葉の前側に当たる前頭前野は、情動を制御する扁桃体や運動を制御する大脳基底核と連携して活動しています。不必要・不適切な反応の抑制や、適切な反応に切り替える役割も果たしているため、セルフコントロールの中枢ともいわれます。前頭前野に障害が出ると長期的な利益より短期的な利益を優先するようになり、セルフコントロールが難しくなります。ルール変更など基準の切り替えに対応できず、以前の基準に固執する傾向も見られます。前頭前野の下側、ちょうど目の上辺りに位置する眼窩前頭前野を損傷すると、「触ってもよいと許可されていないのに、目についたものをすぐに手に取る」など、衝動的な行動が増える傾向があります。「扁桃体は強い感情の動き（情動）を司っており、「快・

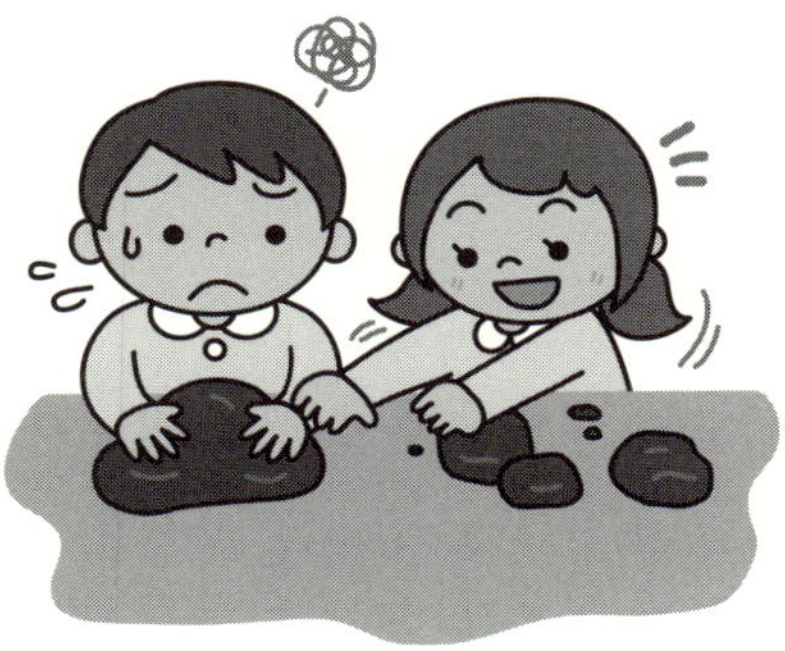

不快」という物差しで行動の基準を決定しています。前頭前野は扁桃体からの行動基準情報に基づいて行動計画を練っているのですが、扁桃体が障害されると行動基準が崩れ、合理的な判断ができなくなります。

M.Hoogman《マーティン・ホーグマン》氏らが、AD/HD患者と健康な人の脳のMRIを比較したところ、AD/HD患者の脳は大脳辺縁系（海馬や扁桃体）および大脳基底核（尾状核・被殻・扁桃体の中心核・内側核・側坐核）を中心とした複数の脳領域に発達遅延があり、側坐核・扁桃体・尾状核・海馬・被殻が小さいと報告しています。別の研究者は、AD/HD患者の脳は、大脳基底核だけでなく前頭前野の容積が小さいことも指摘しています。

大脳基底核と扁桃体の位置

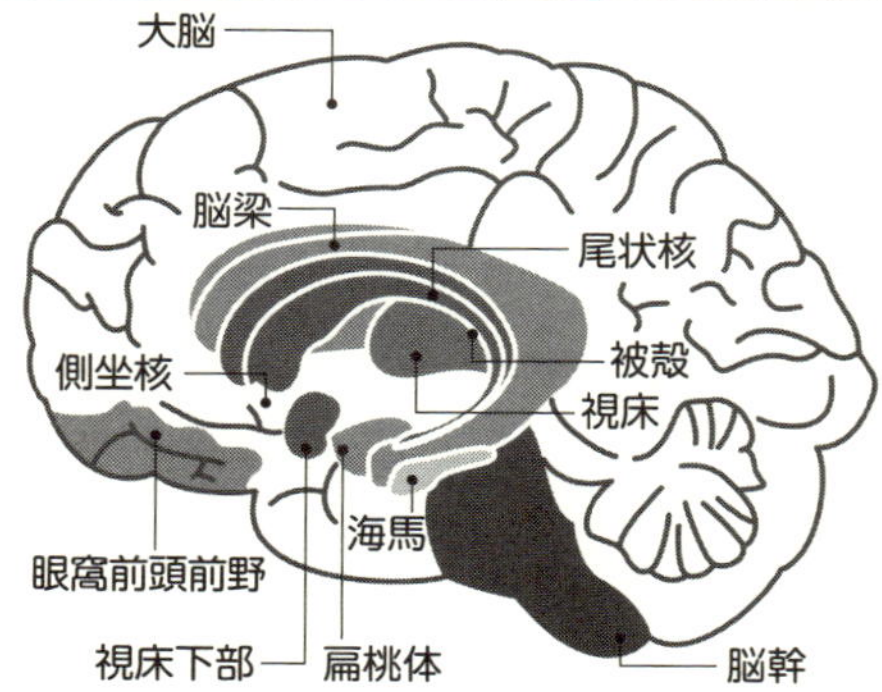

♥AD/HDの症状

AD/HDは、多動・集中困難・衝動性のどの特徴が強く出るかによって、症状が多少異なります。小さい子どもは集中力がなく、じっとしていられないことも多いので、「この年頃の子どもは、そういうもの」と見落とされることもあります。多動と衝動性のため、けがやトラブルも多く、親御さんは「一瞬たりとも目が離せない」と疲弊しています。

【多動の症状】

幼いころから常に足をバタバタさせていて、自宅では壁やゲートに何度も頭をぶつけていました。多動がひどくて目が離せず、ずっと動いているので話もできません。スーパーなどでも走り回るのですが、何か目的に向かって走るのではなく、とにかく前へ進む状態。部屋を暗くしても眠るまで2時間以上かかり、眠るまでの間はずっと歩き回り、お母さんに頭突きをしたり、おなかの上で飛び回ったりしています。

椅子に座っても1分くらいしか姿勢保持ができず、すぐに姿勢が崩れてしまいます。座って勉強することが難しく、算数ドリルを1ページするのがやっとです。

【集中困難の症状】

一つの遊びに集中できず、三輪車やサッカーボールなど、次々と遊び歩きます。保育園では、少しでも着替えに集中できるようにと、間仕切りをして着替えていました。真っすぐ移動すれば短時間で歩ける距離も、あちこちふらふら歩くので時間がかかります。

小学校に入ってからは集中力が続かず気が散りやすいため、授業についていけません。聞き漏らしや勘違いも多く、耳からの情報が入らない傾向があります。ドアの閉め忘れや薬の飲み忘れなど、物忘れや忘れ物が多いです。漢字も、何度練習してもすぐに忘れてしまいます。ルールがなかなか守れず、事前に考えて行動することが苦手です。

【衝動性の症状】

我慢や感情のコントロールが極端に苦手。自分の思い通りにならないと人のせいにしたり、大声を出して怒ったりします。公園に連れて行くと同年代の子とトラブルになるため、お母さんは人がいない場所を探し歩いていました。泣き出すと手がつけられず、弟に八つ当たりをすることもあります。1日に20回以上かんしゃくを起こすこともあります。

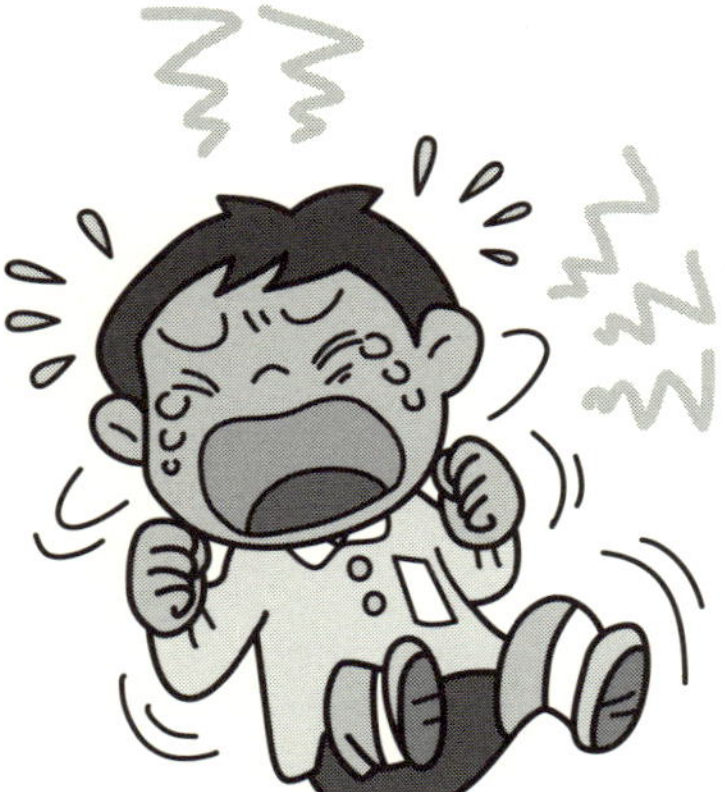

第１章：発達障害とその症状について

06 発達障害に伴い二次的に生じる精神的な障害

♥二次障害とは

発達障害を持つ子どもは、その多動性・衝動性や、こだわり・対人関係の障害などにより、社会生活で衝突を起こしがちです。このため精神的なストレスを抱えやすく、精神障害を引き起こしやすいことが指摘されています。このように、発達障害に伴い二次的に生じる精神的な障害を、二次障害といいます。

二次障害は大きく、二つのパターンに分かれます。一つは、対人関係の衝突による怒りや葛藤を外に向ける「外在化障害」です。他人から注意されたり、想定外のことでパニックを起こしたりすると、暴言・暴力・反社会的行為などが現れます。もう一つは、怒りや葛藤が極端な恐怖・落ち込みにつながる「内在化障害」です。気分の落ち込み、対人恐怖や不潔恐怖といった強迫症状、ひきこもりなどとして現れます。生活の場ではどちらか片方ではなく、外在化障害と内在化障害が交互に現れることが多いようです。

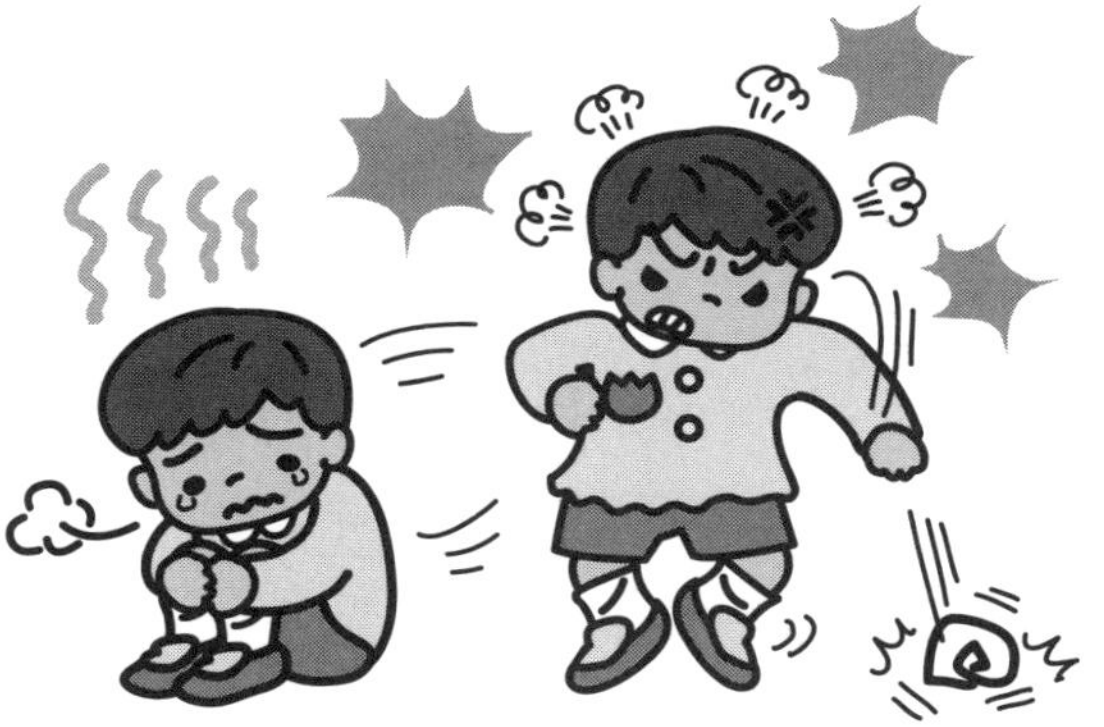

♥二次障害と考えられる例

二次障害は、非常に激しい症状を示すことも珍しくありません。暴言や暴力、物に当たるなどは序の口で、危険を顧みずベランダから飛び降りようとすることもあります。先を見通すことが苦手なため、思いもよらないことが起きると大声で泣き喚き、親をたたいて暴れます。学校でも、教室から飛び出したり友達に暴力を振るうなど、トラブルが絶えません。思い通りにならないと、激しく怒り「死ぬ」と口走ることもあります。これらは、外在化障害によるものと考えられます。

怒りを外に向ける一方、対人関係やテストなどの試練には大きな恐れを抱くなど、非常に傷付きやすい面があります。教師に反発して不登校になったり、熟睡できないことから朝起きられず、不登校になる例もあります。「全てに自信がなくなり、下を向いて歩くようになった」「自己否定感が強く自信が持てないため、抗不安薬を内服している」という子もいました。手洗いや耳掃除を繰り返す、カードを何回も確認するなど、生活に支障が出るほど強い強迫症状も現れます。症状が激しい場合、家庭での対処が困難になるケースもあります。

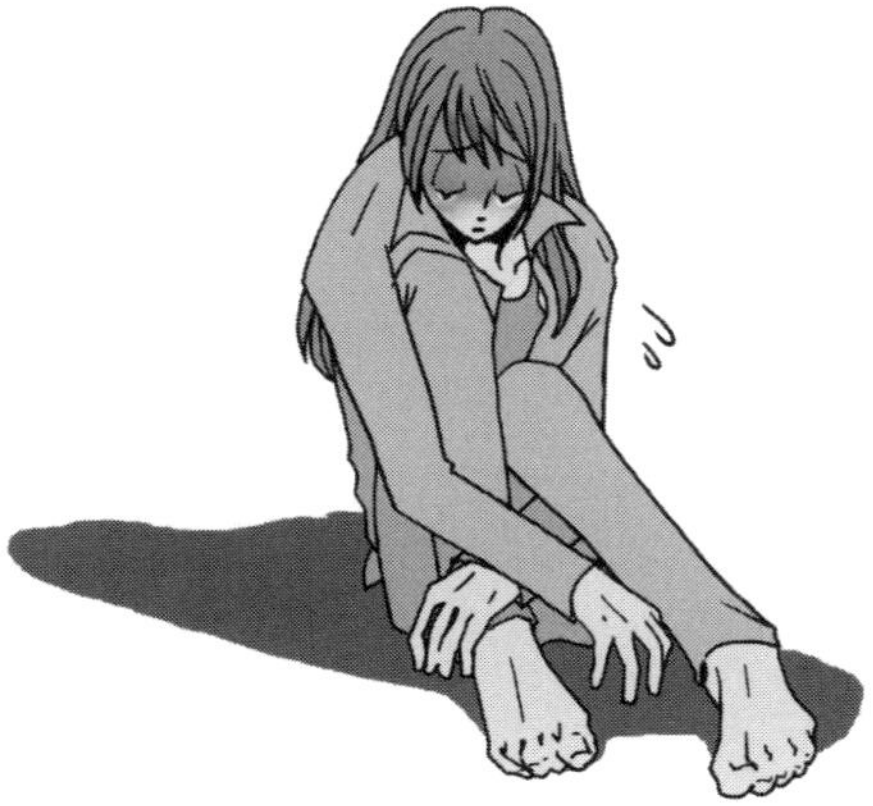

第１章：発達障害とその症状について

07 発達障害に気付くヒント

♥他の子どもとの比較で、発達障害に気付く

発達障害はしばしば「親の育て方の問題」「子どもの個性」と見過ごされ、診断が遅れる傾向があります。自閉症は2歳になれば診断可能なのですが、3歳を過ぎるまで診断されないことが多いのです。発達障害の治療は、脳が成熟する前の、できるだけ早期に始めるほど効果が大きくなります。発達障害に早期に気付き、適切な療育に結び付けることが大切です。

多くの親御さんは、「他の兄弟と比べて発達が遅い」「周囲の同年代の子どもに比べて、発達が遅い」「集団保育で1人だけ浮いている」など、兄弟の発育歴や同年代の子ども

と比較することで、発達の遅れに気付きます。こうした比較は発達障害に気付く最も鋭敏な方法で、かなり早期に発達障害を把握することができます。しかし一人っ子や第一子の場合はお母さんに子育ての経験がないため、比較することが難しく、気付くのが遅れる場合があります。こうした場合、子育ての経験が豊富な祖母の意見が大切です。これまでの子育て経験から、孫の発達の遅れにいち早く気付くことができるからです。当クリニックでも、祖母に勧められて受診するお子さんが多くおられます。発達障害のお子さんを持ったお母さんが、親族の子の発達障害に気付いて受診を強く勧める例もあります。いずれにしろ早くから同年代の子どもと交流を図ると、他の子どもとの比較から発達障害に気付きやすくなります。

♥発達障害の代表的な症状

早期に専門家を受診して対策に結び付けるためには、発達障害に現れやすい特徴的な症状や行動を知っておく必要があります。参考になる症状を列挙します。

【発達の遅れ】

・言葉が遅い、歩き始めが遅い

【親や他人とうまく関われない】

・親と目が合わず、抱かれるのを嫌がる

・母親の後追いをせず、親に関心がない

・保育所などで、集団行動ができない

【遊び方や行動の違和感】

・積み木や自動車の模型などを、何メートルも並べて遊ぶ

・ごっこ遊びをしない

・親を無視して走り回り、よく迷子になる

・縄跳びや太鼓たたきなど、協調動作が極端に難しい

【過敏や緊張】

・気分の変動が激しい

・味覚過敏があり、新しい物を食べない

・新しい場所を嫌がる

・感覚過敏があり、触れられるのを嫌がる

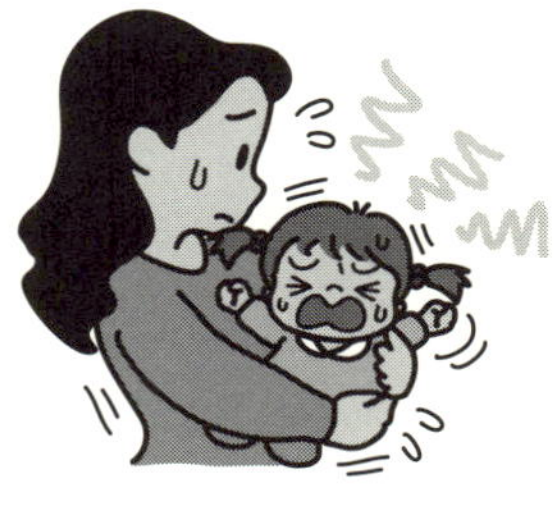

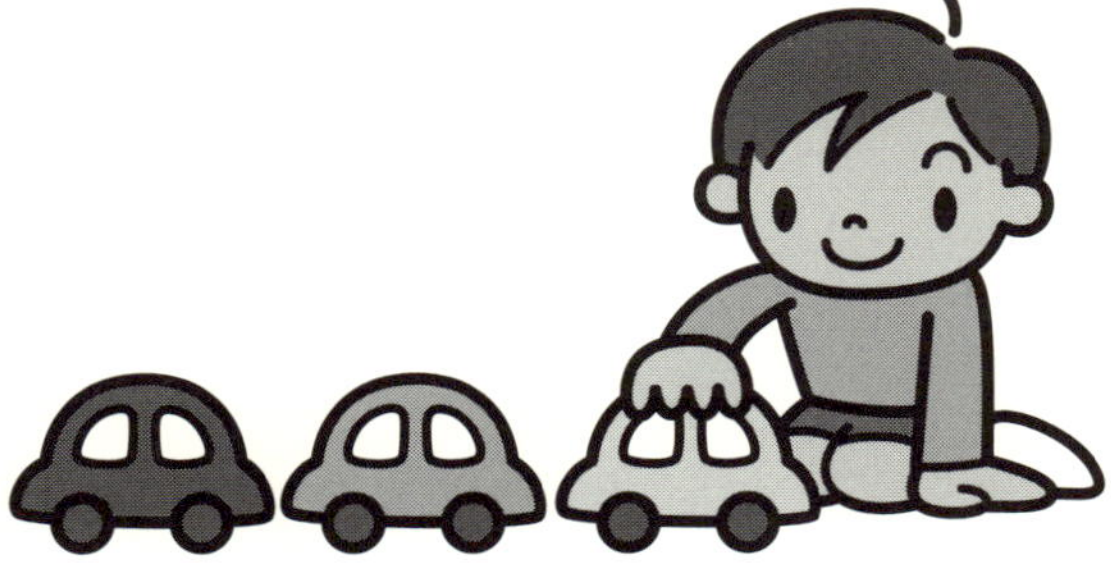

また、夜なかなか寝られない、昼寝が全くできないという子が、後になって自閉症と診断されたケースがありました。鼻が詰まるなどの病気がない場合、非常に緊張が強いお子さんと考えられます。

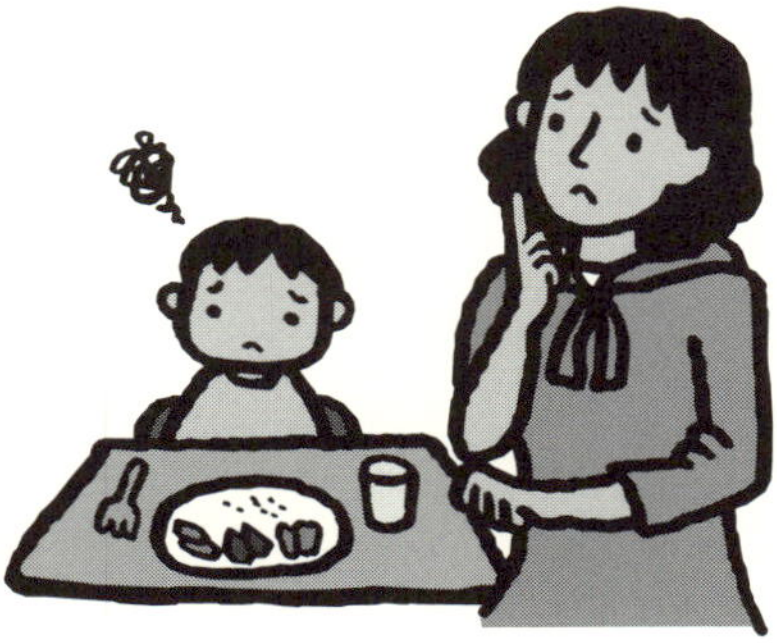

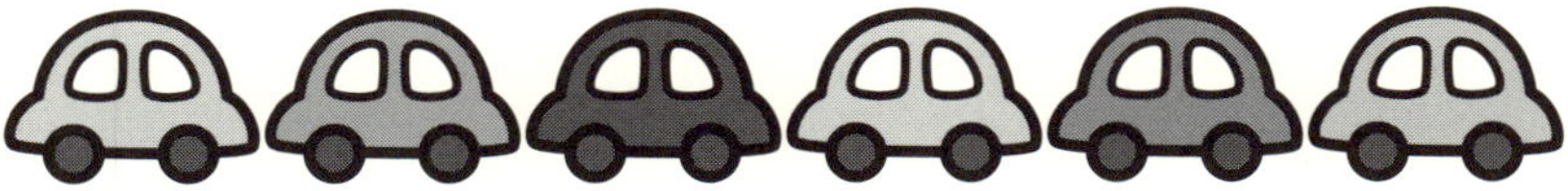

第2章

新経絡治療と発達障害

01 そもそも、「ツボ」って何でしょう？

♥ツボ（経穴）と経絡

ツボという言葉を耳にしたことがある人も、多いのではないでしょうか。「足ツボマッサージ」や「目の疲れに効くツボ」など、比較的なじみのある言葉だと思います。きっと自分で押したことがある人もいるでしょう。しかし「ツボ」とは、そもそも何なのでしょうか。

ツボ（経穴）は体の表面にある点のことで、その場所を押すと病気の症状や体の痛みが和らぎます。発見されたのは約５０００年前の古代中国で、紀元前２５０年ごろには、鍼《はり》や棒でツボを刺激して病気を治す治療の基礎が出来上がりました。経絡とは、人体にあるツボを垂直方向と水平方向に結んだ線のことをいいます。経絡の「経」は地球の経線と同じく垂直の方向の流れ、「絡」は水平の方向の流れを意味し、体を網の目のように覆っています。神経や血管、臓器などを結ぶネットワークの役割を果たしているため、経絡が詰まると組織の機能が低下し、病気や障害が発生するのです。

全身の経絡のネットワーク

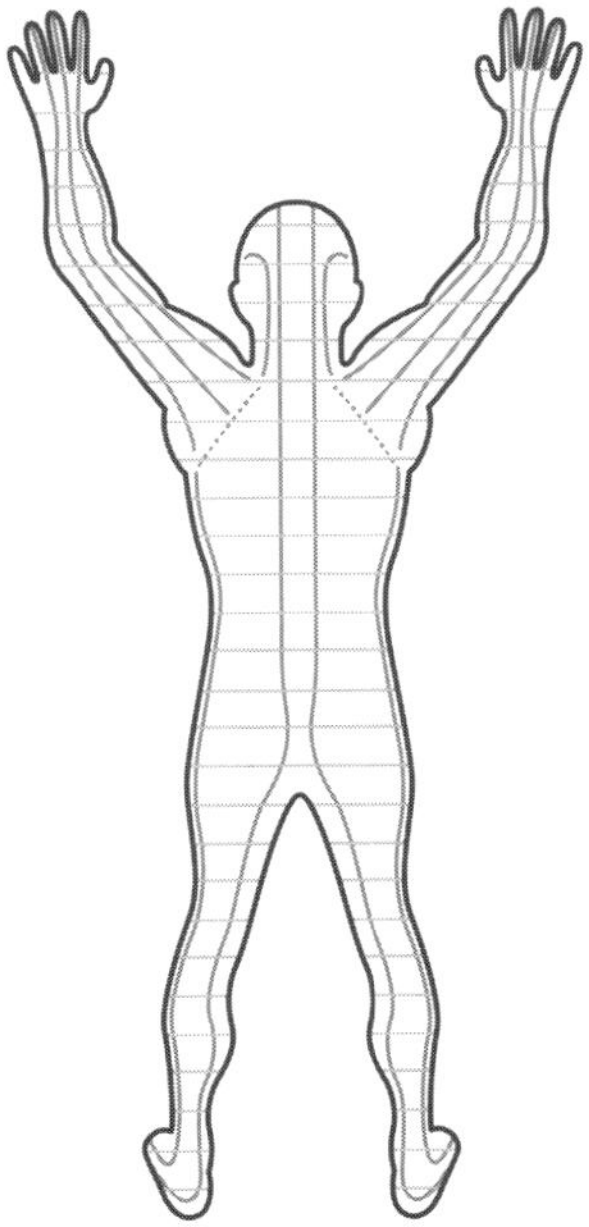

西洋医学では、病気の原因を突き止め、その原因を取り除くことで病気を治療します。一方東洋医学では、症状が出るのは体全体のバランスが崩れているからであり、血流やリンパ液などの流れをスムーズにすることで症状を改善するという考え方をします。何らかの原因で詰まった経絡（血流やリンパなどの流れ）を改善して病気を治す、エネルギー治療の原理を体系化したのが「経絡治療」です。経絡治療では、病気に対応した経絡（ツボと線）を鍼や棒で刺激し、生体電流・血液・リンパなどの生体エネルギーの詰まりを改善させます。経絡の詰まりがなくなれば組織の血流が増加し、経絡が関連する組織の機能が修復・活性化するのです。鍼治療や灸治療も、経絡治療の一つです。

♥欧米でも注目されている「経絡治療」

新経絡治療は、経絡の選び方を理論的に整理してこれまでの経絡治療を統合し、より効果の高い治療法に発展させたものです。鍉鍼《ていしん》という先端が丸い鍼を使用するため、子どもにも適用しやすいのが特徴です。帯状疱疹《ほうしん》後神経痛といった難治性の痛みやアトピー性皮膚炎などの難治性の病気、発達障害の治療にも応用されています。

２００３年には世界保健機構（ＷＨＯ）が、神経痛や頭痛、不眠や胃腸炎など73疾病について鍼治療の有効性を認める報告書を出しました。欧米の病院では１９８０年代から、西洋医学と東洋医学の統合が盛んに行われています。中でも西洋医学を補完する代替医療として注目されているのが、慢性疾患に対して優れた効果を発揮する鍼治療です。この30年間で鍼治療に対する大規模な研究が行われており、コクラン・レビュー（現在、最も科学的かつ厳密に論文を審査する団体が作成している検証結果）において、鍼治療の科学的な効果が立証されてきました。米国の医学部名門デューク大学（ノースカロラ

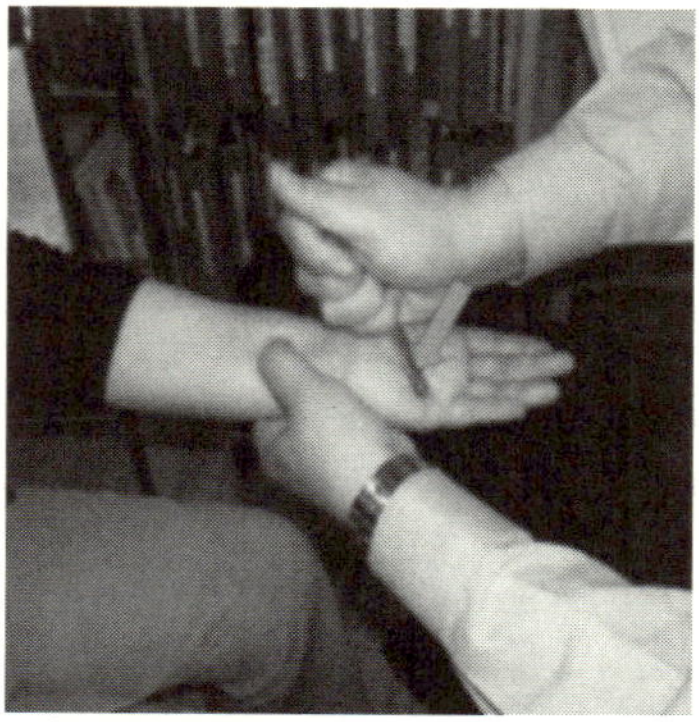

▲新経絡治療の様子

イナ州）が代替医療として鍼治療を取り入れるなど、科学的な治療法としての地位が確立されています。アメリカやドイツの大学病院でも鍼治療が実施され、健康保険も適用されています。

日本でも２００５年に東京大学病院の外来で鍼治療が開始され、現在では全国20の大学病院で鍼灸治療に対応しています。私たちは40年前から、腰痛・頸肩腕《けいけんわん》障害・手根管症候群・振動病やじん肺などの職業病や、ぜんそく・アトピー性皮膚炎・花粉症・脳卒中の後遺症・うつ病・不眠症など難治性疾患に有効な治療手段として、鍼治療を行ってきました。そして２００６年、治療経験の蓄積を基に経絡治療を理論化・統合して「新経絡治療」を体系化。同年には新経絡治療セミナーも開催し、２０１１年に日本新経絡医学会を設立しました。日本でも欧米と同じように、新経絡治療が正規の治療として普及することを期待しています。

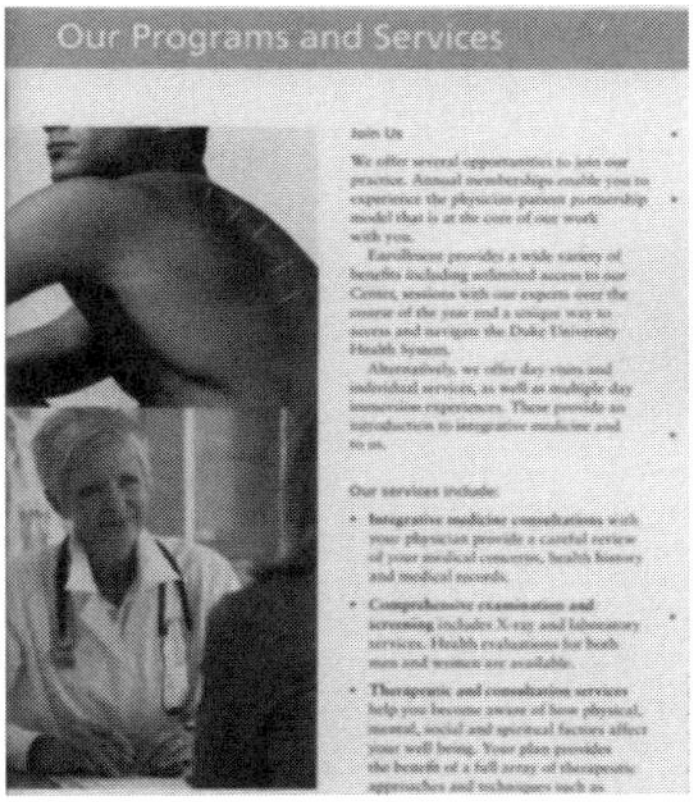

▲デューク大学医学部のパンフレット。代替医療として鍼治療が紹介されています

02 新経絡治療の仕組み

♥脳の血流を改善させることで、症状を緩和

世界保健機構（ＷＨＯ）は２００３年、脳卒中後遺症・自律神経失調症・不眠症・神経症・うつ病などの脳の疾患に、鍼治療が有効なことを報告。さらに、注意欠如多動性障害を伴うトゥレット症候群に対しても、効果を認めると報告しています。また新経絡治療により、薬物抵抗性てんかん発作が顕著に低減。新経絡治療と生活規則の併用により、職場で起こるうつ病も大幅に改善することも報告されています。これらの報告は、中枢神経への新経絡治療の効果を示すものです。難治性疼痛疾患や難治性中枢神経疾患、難治性局所疾患など、現代の難病に対しても効果が期待されています。

ではなぜ鍼治療や新経絡治療を行うと、中枢神経疾患などが改善するのでしょう。それは、鍼などでツボ（経穴）を刺激することで脳の血流が増加し、脳組織が活性化するからだと考えられています。鍼による刺激が脳にどんな影響を与えているかを説明するため、「鍼で電気刺激を与えると、脳の血流やブドウ糖の代謝量がどう変化するか」を調べた報告書の内容をご紹介しましょう。

実験では、健康な成人５名と脳血管障害や脳腫瘍患者10名を対象に、手の三里《さんり》（肘の近くのツボ）と合谷《ごうこく》（親指と人さし指の間にあるツボ）に、２Hzの鍼通電を15分間実施。その後の脳の血流やブドウ糖の状態を調べました。すると、前頭葉や側頭葉の脳の血流が増加し、ブドウ糖の代謝が活発になっ

新経絡治療の薬物抵抗性てんかん発作の50％低減率

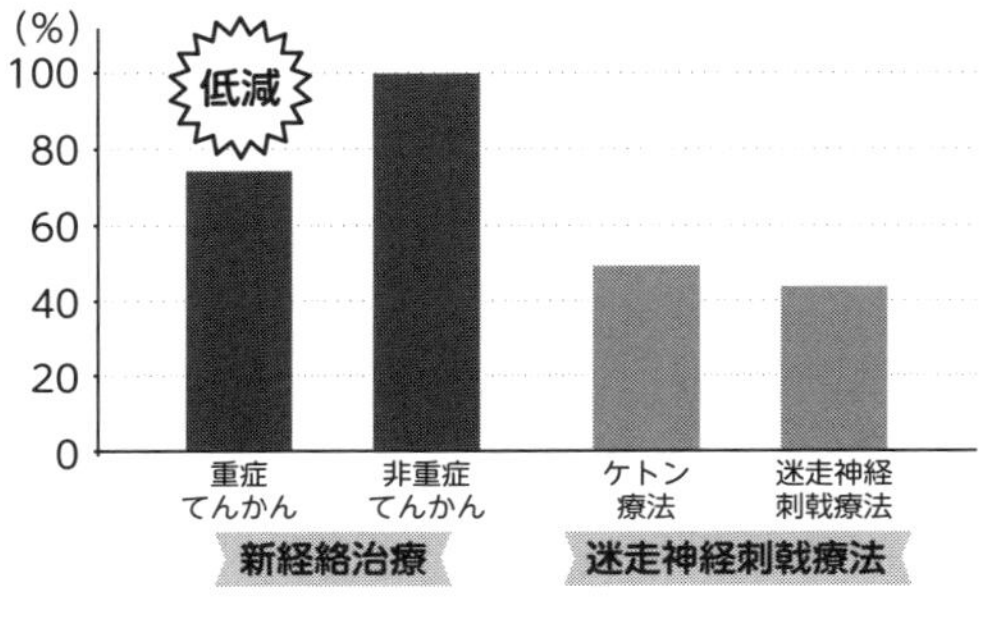

新経絡治療の適応疾患

難治性疼痛疾患

帯状疱疹後神経痛、複合性局所疼痛症候群（CRPS）、脊柱管狭窄症、頸肩腕障害、胸郭出口症候群、手根管症候群、三叉神経痛

難治性中枢疾患

学習障害、発達障害、うつ病、パニック障害、自律神経失調症、ダウン症、脳性麻痺など

難治性局所疾患

耳鳴り、難聴、アトピー性皮膚炎、喘息、花粉症、関節リュウマチ、糖尿病、顔面神経麻痺、股関節症など

ていることが分かったのです。ブドウ糖は脳を動かすためのエネルギー源ですから、ブドウ糖の代謝が活発になっているということは、それだけ脳が活発に動いていることを意味します。鍼刺激を行うと脳の血流が増加し、脳組織が活性化することが分かりました。

　ラット（大型のネズミ）を使った実験でも、同様の結果が報告されています。麻酔をしたラットの身体各所に鍼刺激を行ったところ、頬、前足と後ろ足の「足の裏」を刺激したとき、大脳皮質の血流が増加しました。頬と足の裏に鍼刺激を行うと、脳の前方にあるマイネルト基底核を刺激し、アセチルコリンという神経伝達物質を放出します。このアセチルコリンが大脳皮質の血管を拡張し、血流を増加させるのです。

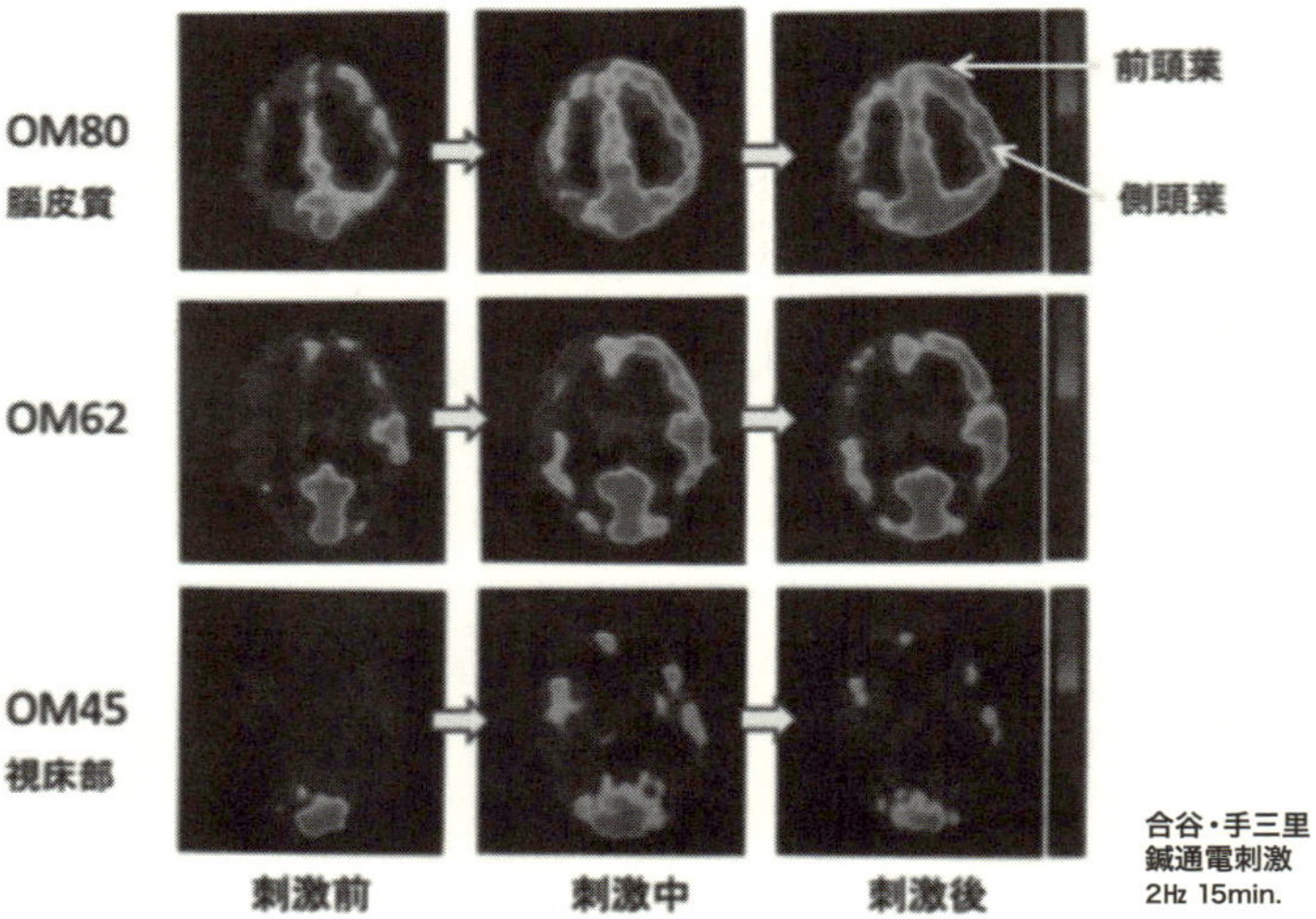

▲上肢の鍼刺激によるブドウ糖代謝の増加

♥ツボ（経穴）刺激と血流増加のメカニズム

でもなぜ、鍼で刺激すると脳の血流が増加するのでしょう。それを説明する前に、少し脳と神経細胞についてお話します。私たちの脳には、数百億といわれる神経細胞が存在しています。神経細胞は一つずつが独立しており、それぞれ枝のように伸びた突起を持っています。この突起部分が、別の神経細胞の突起と電気信号をやりとりし、さまざまな情報を体中に伝えているのです。突起同士はつながっているように見えますが、実はわずかな隙間があります。この隙間を、シナプスといいます。電気信号が送られてくると、送り手側の神経細胞はその情報量に応じてシナプスに神経伝達物質を放出します。受け手側の神経細胞は神経伝達物質を受け

神経細胞とシナプス

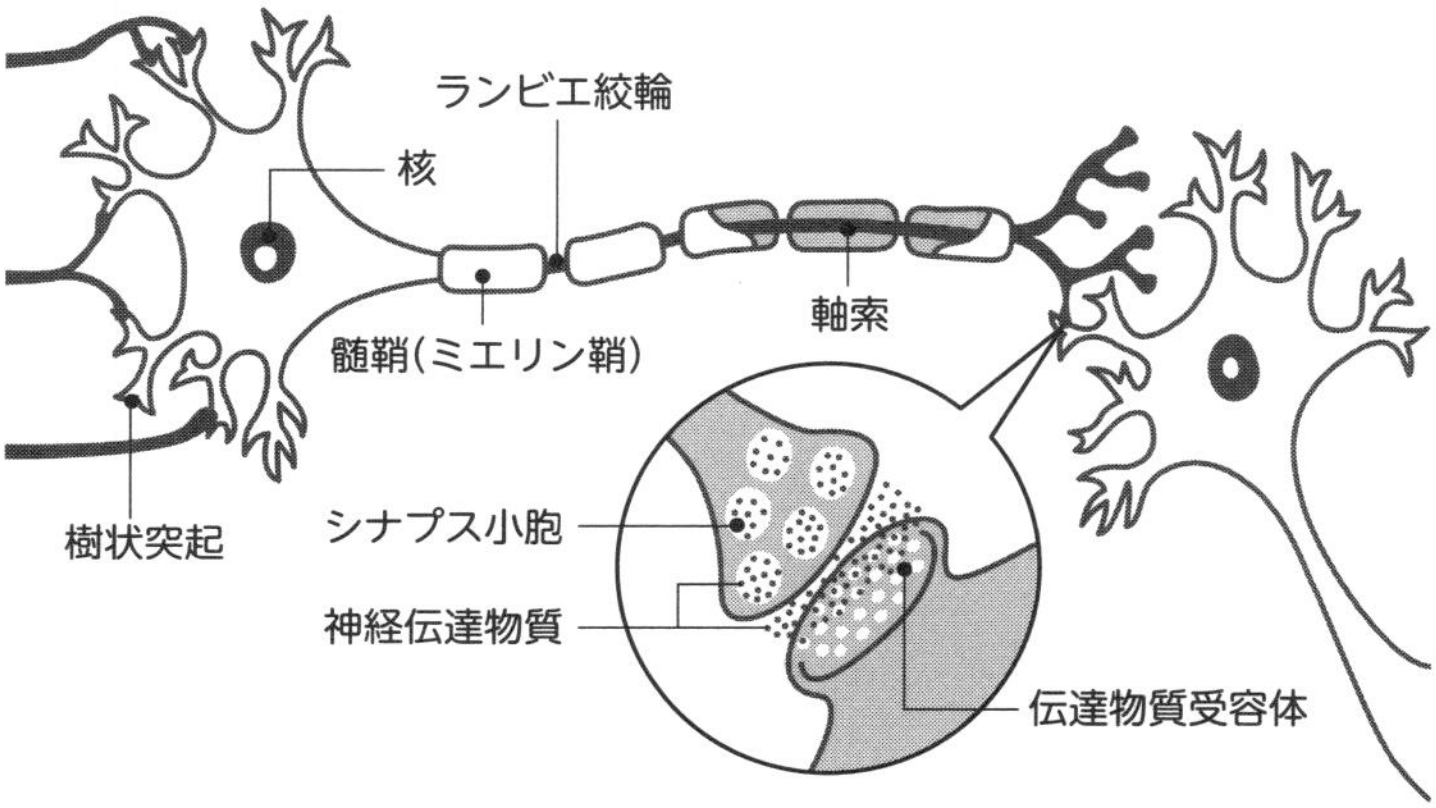

取り、さらに次の神経細胞へと情報を伝えます。神経伝達物質は、さまざまな情報を伝える電気信号の代わりといえるかもしれません。

鍼で手足のツボ（経穴）を刺激すると、その刺激はマイネルト基底核に届き、アセチルコリンという神経伝達物質を放出させます。アセチルコリンは、知覚や思考、記憶や随意運動などを司る、大脳皮質の血管を拡張し、血流を増加させる働きがあります。

ツボ（経穴）は体中にあるのに、どうして手足のツボを刺激することで脳の血流が活性化するのか、不思議に思う人もいるでしょう。ここで、カナダの脳神経外科医・W.Penfield《ワイルダー・ペンフィールド》氏らによる、体性感覚の脳の投射地図（ペンフィールドの地図）を見てみましょう。体性感覚とは、皮膚感覚や深部感覚（手足の位置や運動状態、体に加わる抵抗や重量を感知する感覚）の総称です。体性感覚は、大脳皮質の真ん中の後ろ側にある「体性感覚野」が処理しています。ペンフィールドの地図

鍼・灸刺激による大脳皮質血流増加反応の神経性機序を示す模式図

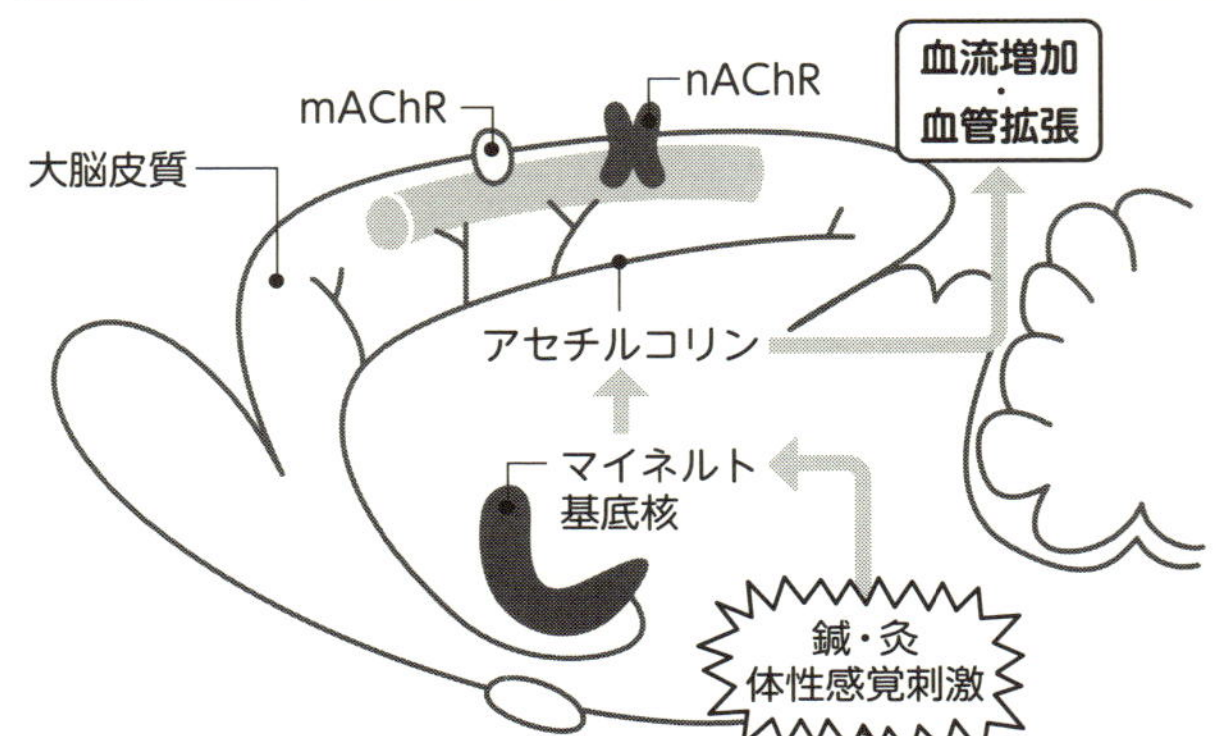

mAChR：ムスカリン性 Ach 受容体
nAChR：ニコチン性 Ach 受容体（内田さえ氏の研究より引用）

によると、体性感覚野への投射面積は顔や手足からのものが拡大されており、手足の刺激が脳に与える影響が大きいことが分かります。

これらの報告から、手足のツボ（経穴）の刺激が神経伝達物質の放出を促すことで大脳皮質の血流が増加し、中枢神経系の疾患の治療に有効なことが分かります。

ペンフィールドの地図

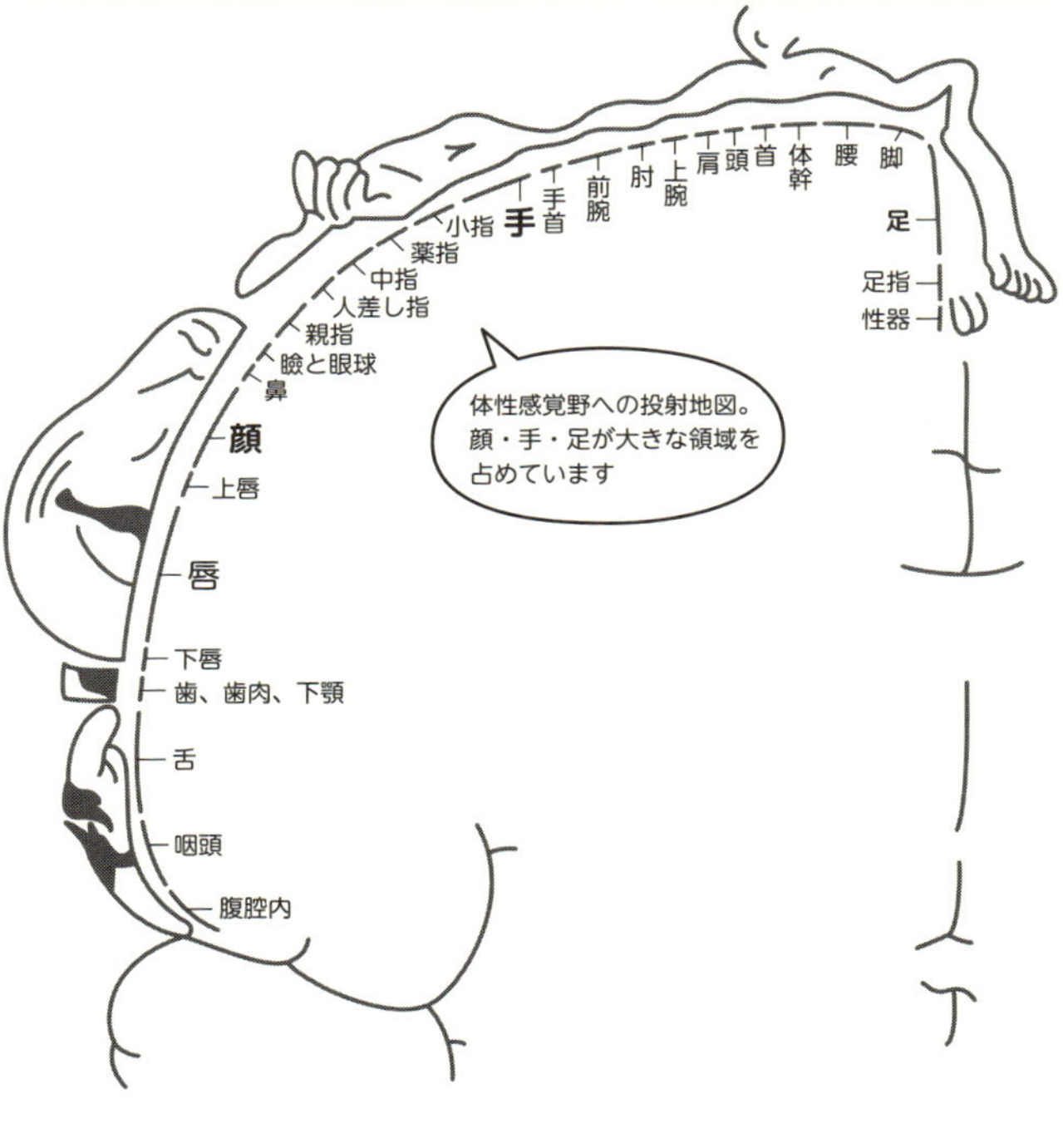

03 新経絡治療の効果と基本的な方法

♥自閉症の子どもに対する、鍼の比較臨床試験

鍼治療は自閉症の子どもの言語発達に有効であると認める、論文の概要を報告しましょう。「自閉症の子どもの言語発達に対する頭皮鍼の効果に関する研究」は、自閉症と診断された4~7歳の20人の子どもを無作為に二つの群に分け、A群には言語療法のみを、B群には言語療法に加え週に2回の鍼治療（20分の置鍼治療）を実施。治療期間は9カ月で、2カ月連続して治療し、2週間の休止期間を挟む形で継続されました。治療後、「全般的な注意力」「異なる語義群（体の部位、動物、調理道具、色などについての認知能力）」「異なる語義群に対する命名、概念の言語表現」「短文および長文の理解力」

「既述言語の復唱」の領域で被験者にテストを行ったところ、頭皮に鍼治療を受けたB群の方が大きな改善を示しました。B群の認知成績が良好だったのは、脳の血流速度の増加による効果と考えられます。子どもは脳の発達速度が大人より高いため、頭皮への鍼の挿入がより脳機能の調整を促し、高い効果が認められます。しかし12歳以上になると脳が大人の形態に成長するため、鍼治療による調整機能はより限定的になります。

♥発達障害と新経絡治療

発達障害は、脳の器質的または機能的な障害により引き起こされると考えられています。特に自閉症の場合、社会脳など脳の特定の領域間の結合回路が先天的に弱い上、後天的な脳の微細損傷などが加わり、症状がより強く発現すると考えられています。新経絡治療は、脳に関連する手足のツボ（経穴）を刺激することによって脳の血流やブドウ糖代謝などを活性化させ、脳神経の微細な損傷や結合回路の機能を調整・修復し、発達障害の全般的な症状を改善するものです。

発達障害は、脳に関連する生体エネルギーの通路である「膀胱《ぼうこう》経」と「腎経」が何らかの原因で詰まることでエネルギーの流れが悪くなり、発達障害の症状を引き起こしていると考えられています。新経絡治療は、この詰まりを軽減して生体エネルギーの流れを改善し、発達障害の症状を改善させる方法です。新経絡治療では、生体エネルギーの流れを改善するために、手足にある脳に影響する肺経、心包《しんぽう》経、脾《ひ》経などのツボ（経穴）を鍉鍼で刺激します。詰まりの部位により、ツボ（経穴）の位置を選んで刺激することが重要です。例えば左脳に損傷がある場合には、左脳の経絡を刺激するように病態に応じた経絡を選んで治療します。私はこれまで学習障害、発達性協調運動障害、自閉症スペクトラム、ＡＤ／ＨＤおよび二次障害を伴う多くの発達障害の子どもさんや成人の方に、新経絡治療を行ってきましたが、いずれの病型に対しても効果を発揮しています。

第3章

新経絡治療の治療成績と症例

01 高機能自閉症の治療成績

♥調査対象と調査方法

新経絡治療を行うことで、高機能自閉症の症状が改善します。アメリカ精神医学会のDSM-Ⅳの自閉症の診断を満たした知的障害のない患者17名に新経絡治療を施し、その効果を評価しました。

患者17名についてですが、年齢は2～22歳に分布しており平均年齢は8・9歳。11歳未満が12名と多数を占めました。従来から報告されているように男児が多く、てんかん発作の既往歴がある子もいました。切迫流産、帝王切開、出産時の低酸素症、早期出産、吸引分娩、羊水の濁りなど、周産期になんらかの問題があったケースが13名と多く、2

名は生後の事故で前頭部や後頭部を強打しています。妊娠・周産期や発育期に特別問題が認められなかったのは３名で、学習障害などに比べて少ない傾向があります。

高機能自閉症には気質の伝播（家族の性格が、子どもの性格に影響すること）が指摘されており、今回の対象者でも10名が「家族の気質の伝播がある」と応えています。妊娠・出産時の異常と気質の伝播が合併した子も、７名いました。気質の伝播に脳の損傷が加わると、症状が深刻化することが指摘されています。今回の対象者にもこの傾向が示唆されました。

♥調査結果

初診時、妊娠・出産の状況、家族の自閉的気質の有無、両親の喫煙状況、幼児期の頭部外傷、てんかんの有無などを調査。上位中枢の膀胱経、腎経を中心に手足のツボを鍉鍼で刺激する治療を１日１回、週１～３回、10分程度行いました。発達障害については、①発達、②感情、③運動、④聞く、⑤読む、⑥書く、⑦算数の障害の合計30項目で評価。「非常に当てはまる」、「かなり当てはまる」、「少し当てはまる」、「当てはまらない」の４段階に分け、それぞれ３～０点を割り当てます。これを治療開始前と終了時に実施し、治療効果を調べました。治療回数は46・2±42・6回で、最小6回から最大146回に分布しました。

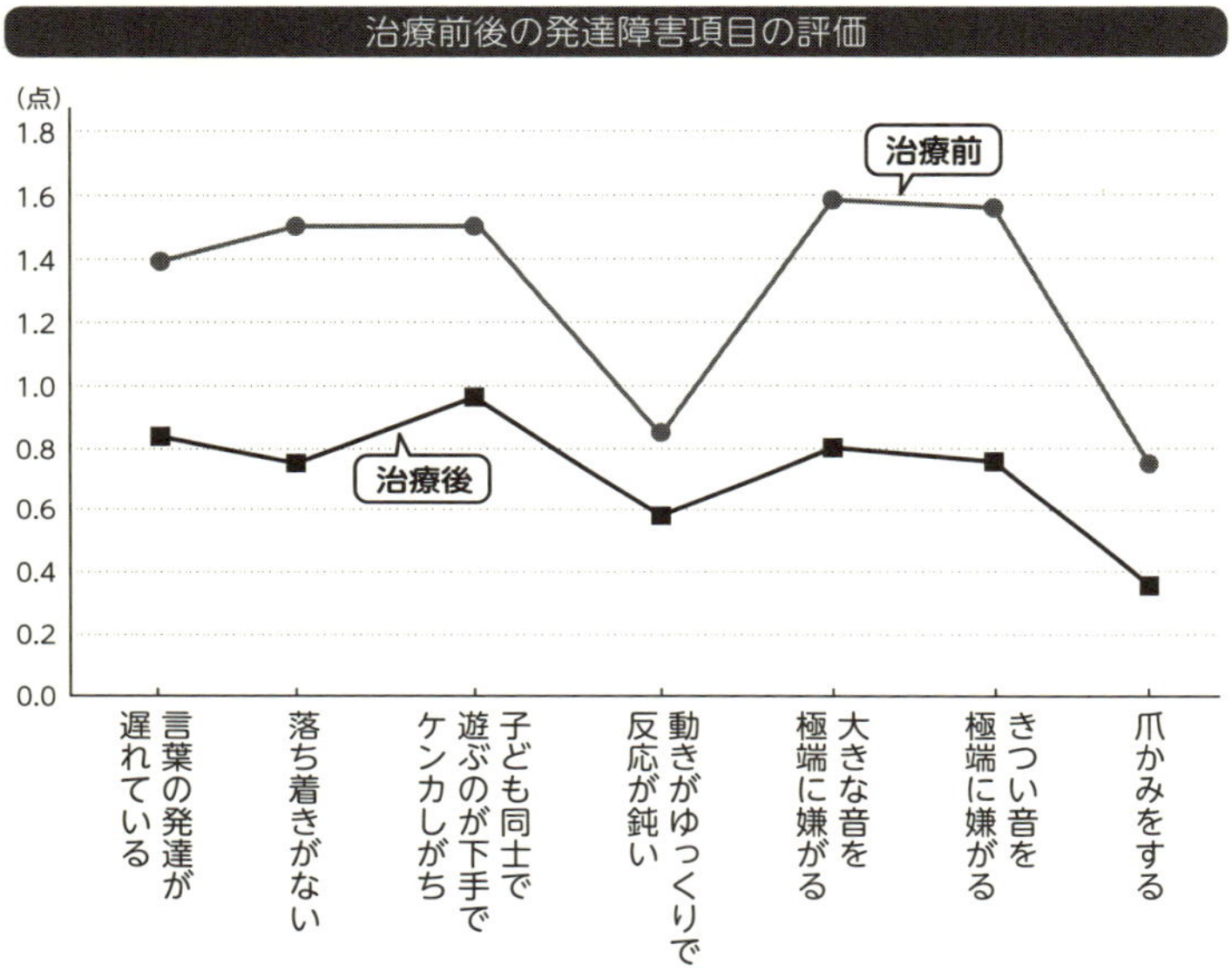

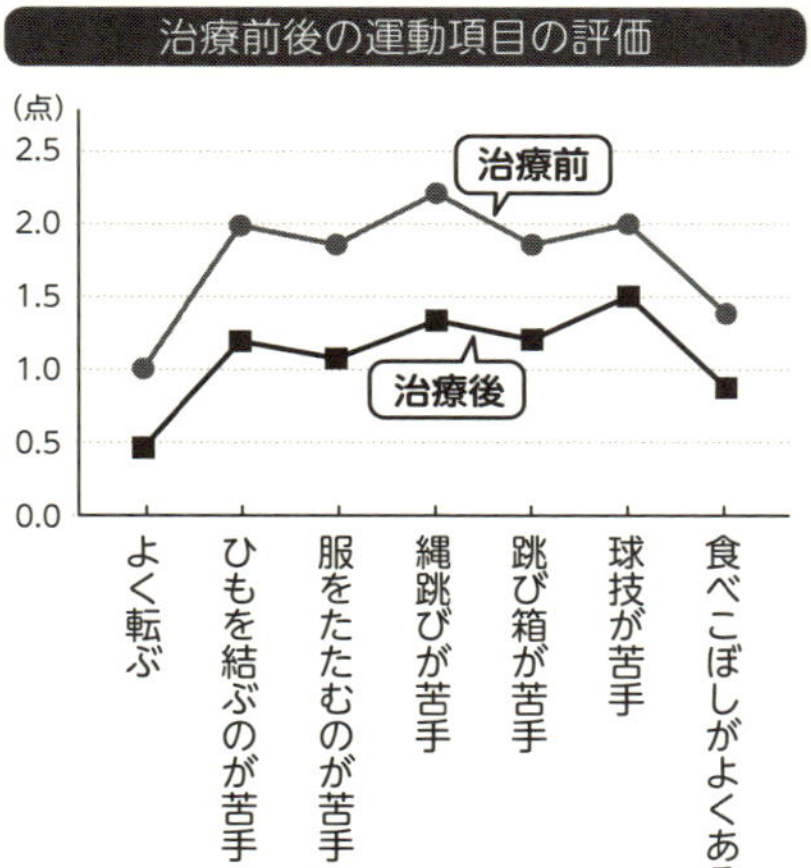

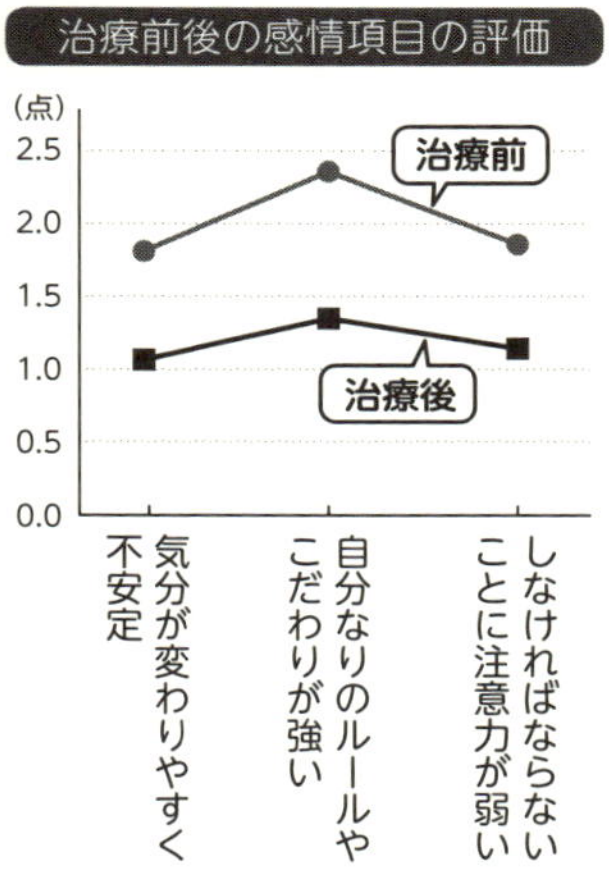

治療前後の書く、算数項目の評価

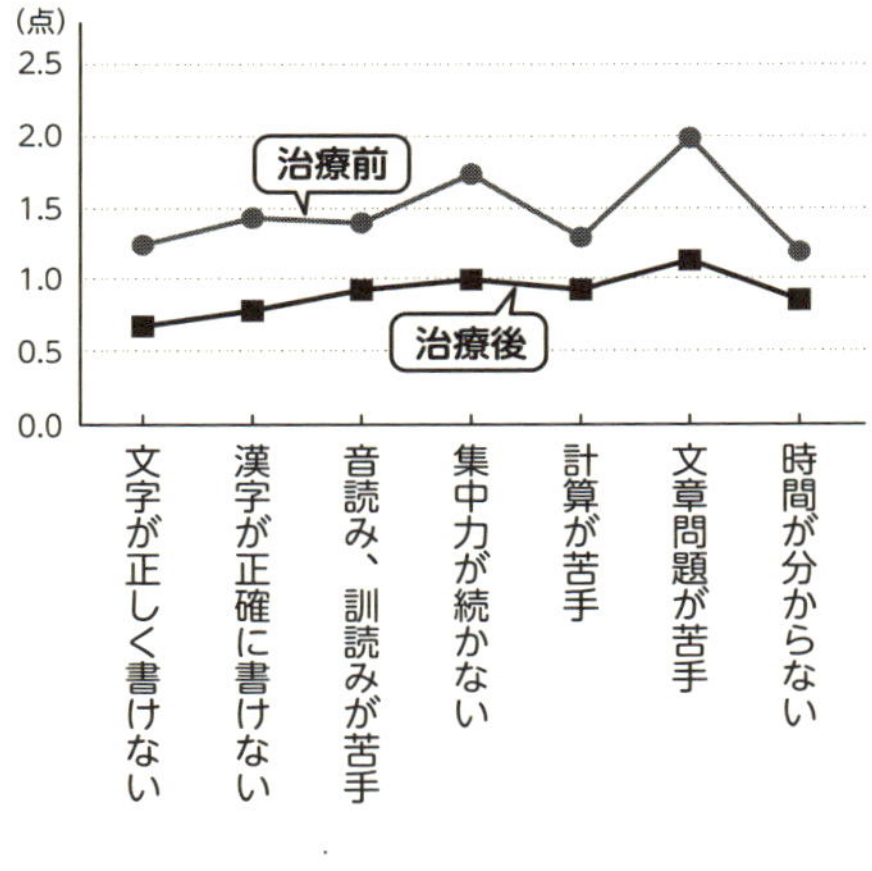

治療前後の聞く、読む項目の評価

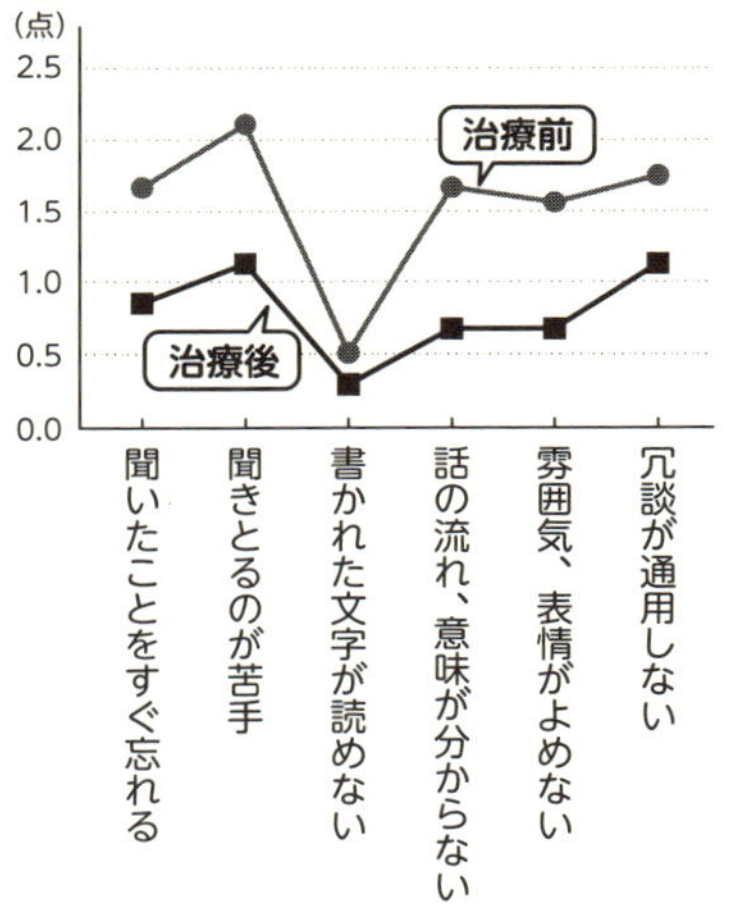

全ての発達障害の項目で改善傾向を示し、「言葉の発達」「爪かみ」「動きがゆっくりで反応が鈍い」「書かれた文字が読めない」以外の項目では、著しい改善が見られました。とりわけ高機能自閉症に関連が深い、「自分なりのルールやこだわりが強い」「話の流れ、意味が分からない」「雰囲気、表情がよめない」「冗談が通用しない」の項目で改善が見られていることは、大きな成果です。

高機能自閉症はしばしば、複数の動作を一つにまとめる「協調運動」の不器用さを併発します。今回の治療では、「ひもを結ぶのが苦手」「服をたたむのが苦手」「縄跳びが苦手」「食べこぼしがよくある」などの項目で改善が見られており、新経絡治療によって協調運動の不器用さも改善することが期待されます。

今回の対象者の障害内容や障害レベルが多様であるため、新経絡治療の効果判定には、次のような方法を用いました。初診時に訴えていた日常生活や学習面で困っている項目の8割以上に改善が見られたものを「大変改善」、5割以上の項目に改善が見られたものを「かなり改善」、2割以上の項目に改善が見られたものを「少し改善」、それ以下のものを「無変化」と判定しました。その結果、11名が「大変改善」、5名が「かなり改善」、1名が「少し改善」となり、「無変化」は0人でした。このように、新経絡治療は、これまで適切な治療法がないとされてきた高機能自閉症に対しても、大きな効果を示しました。

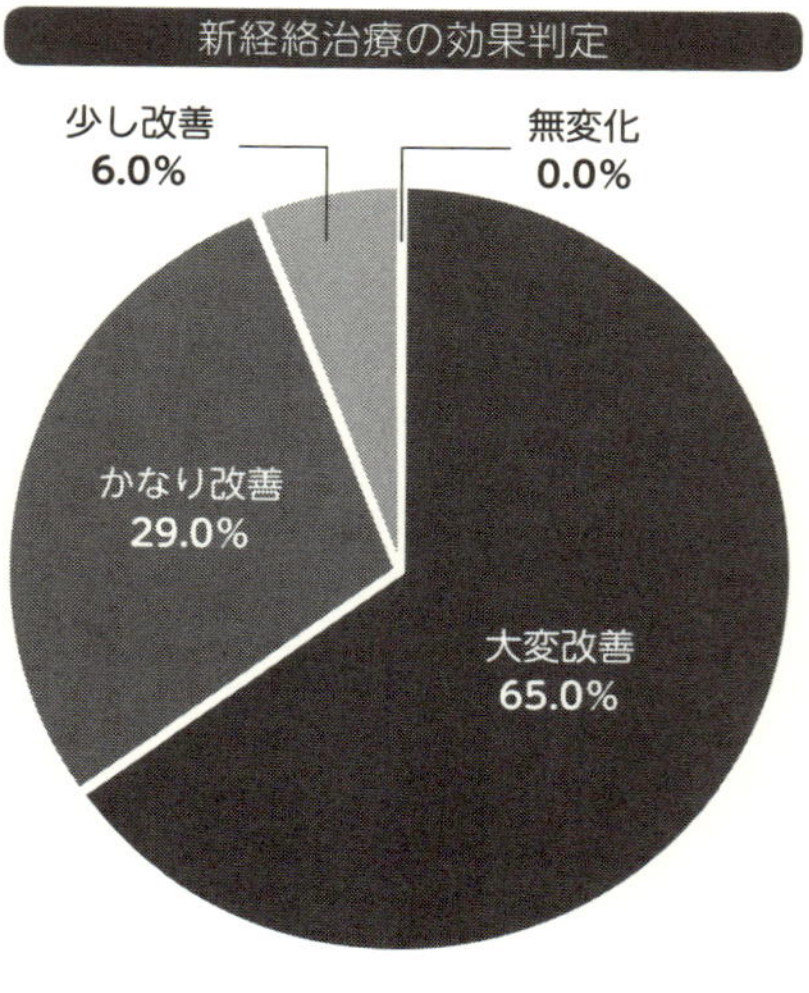

第３章：新経絡治療の治療成績と症例

02 学習障害とてんかんを併発した症例

♥出産・発育の経過と現症

ここからは、新経絡治療により改善した多様な症例を紹介していきます。

Eちゃんは、へその緒が首に巻き付いた状態で生まれました。生まれた時には低酸素症を起こしており、生後9カ月の時には非熱性痙攣《けいれん》を起こし、幼稚園に入園したころから、急に体をこわばらせることを繰り返すようになりました。小学校1年生になったころ、物忘れがひどくなったことをきっかけに、病院を受診。てんかんと診断され、てんかん薬を内服するようになりました。

小学校3年生になると、漢字の読み書きや計算、時計の問題が理解できず、成績が極端に下がり始めます。秋の運動会では、赤組と白組の区別がつかないなどの混乱が見られました。特に漢字を覚えるのが苦手で、ノート1冊が真っ黒になるくらい書いても、覚えられません。漢字の記憶障害で公立の小児精神科を受診したところ、左海馬の血流が悪く、心理検査では知的障害と健常者の境目である「境界域」と判明しました。目で見た情報を処理することが難しく、漢字の読み書きができないのは、両側側頭・頭頂部障害からの視覚認知障害が関連すると思われました。認知面に障害があるのは、初回の痙攣が長時間持続した後遺症の可能性があり、MRIでは描写できないほどの、神経損傷が存在している可能性もあります。「小学校の中学年〜高学年になれば、特別支援教育が必要になる。抗てんかん薬の服用も継続すべき」と診断されたため、小学校3年生の末に当クリニックを受診し、新経絡治療を始めました。

♥治療経過

Eちゃんに変化が見られたのは、7回目の治療の後です。以前は漢字ドリルをするのに2〜3時間かかっていたのですが、1時間くらいでできるようになったのです。1ページのドリルをするのに何度も同じ説明をし、同じ間違いを繰り返していたのですが、治療後は説明が1度でよくなり、同じ間違いを繰り返すことが減りました。途中で変な声を出すことなく、集中して取り組めるようになったのも大きな改善点です。会話面にも、大きな変化が認められました。クイズの出題が上手になり、筋道の通った会話ができるようになったのです。これまでは突拍子のない発言が目立ち、人から質問されても全く関係ない返事をすることが多かったのですが、治療後は人の話を聞いて、それに答えられるようになりました。「○○だから、したくない」「○○だから、やりたい」など、自分の気持ちを話せるようになりました。15回目の治療では、文章の組み立てが上手になり、人に対する気遣いもできるようになりました。

4年生のときは、支援学級ではなく普通学級に通級しました。担任の先生が「言葉が多くなり、1兆などの大きな数の計算が得意になった。これまで、学習障害が治った人はいなかったのに…」と不思議がるほど。授業中にぼーっとすることもなくなり、パソコンのタイピングスピードも上がったそうです。68回の治療で発達検査（WISC-Ⅲ）の結果も大きく改善し、学校の成績も普通学級で中位を維持できるようになりました。てんかん発作も消失したので、抗てんかん薬の内服も終了しました。

学校での成績を、グラフ化してみました。学校の成績を優3点、良2点、可1点として換算し、その推移をみたものです。小学校1年生から2年生までは概ね良好ですが、

3年生から漢字などの課題や算数の文章問題などが難しくなり、急激に成績が低下していいます。新経絡治療を開始してからは成績の低下に歯止めがかかり、成績が回復しています。

新経絡治療による通知表の平均成績の改善

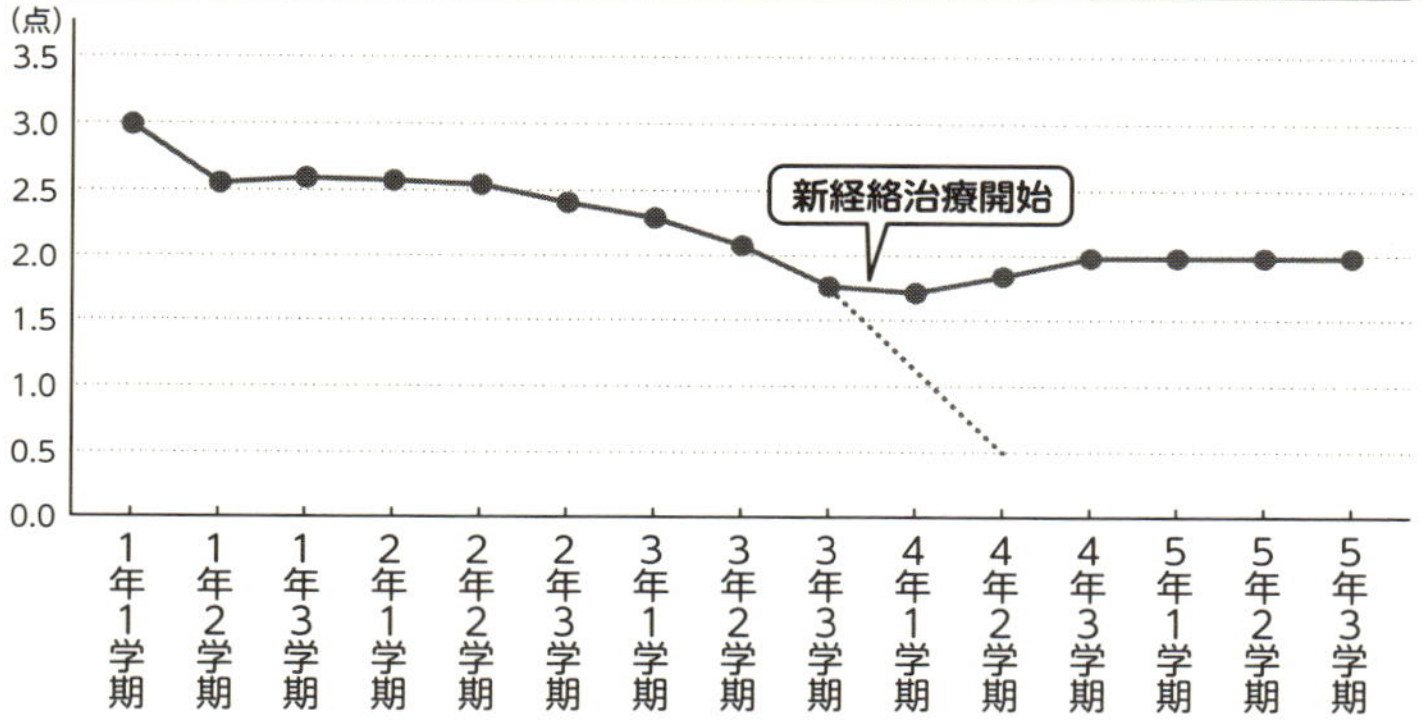

新経絡治療による WISC-III の推移

	新経絡治療			
	開始前	開始半年後	開始1年後	開始2年10カ月後
月日	2009年3月13日	2009年10月27日	2010年5月1日	2012年1月28日
言語性	76	84（1.10）	84（1.10）	87（1.14）
動作性	68	76（1.11）	92（1.35）↑	96（1.41）↑
全検査	69	78（1.13）	86（1.24）	90（1.30）↑
言語理解	74	80（1.08）	82（1.10）	88（1.18）
知覚統合	63	79（1.25）↑	90（1.42）↑	93（1.47）↑
注意記憶	88	100（1.13）	91（1.03）	91（1.03）
処理速度	94	86（0.91）	103（1.09）	108（1.41）↑

上記の表は、新経絡治療開始前、開始半年後、1年後、2年10カ月後にそれぞれ発達検査（WISC-III）を行い、結果を比較したものです。治療開始前69だったIQは、半年後に78、1年後には86、2年10カ月後には90へと大きく改善しました。特に動作性の改善が顕著です。

発達障害の評価の推移を見てみましょう。点数が高いほど、発達障害の症状が強いことを示しています。初診時の総合評価は77・5点と極めて高いのですが、新経絡治療を106回行った後には1点まで激減しています。内容も、言葉の発達、感情、運動、読む、書く、算数など、全ての項目で改善が見られました。この表からも、新経絡治療によって発達障害の症状が全般的に改善したことが分かります。

♥Eちゃんのその後

Eちゃんは2012年4月、公立中学校の普通学級に進学しました。

発達障害の評価の推移

発達	2009年3月8日	2010年12月18日	2011年12月3日	2015年2月1日
言葉の発達が遅れている	3	0	0	0
落ち着きがない	3	0	0	0
子ども同士で遊ぶのが下手でケンカしがち	2	0	0	0
動きがゆっくりで反応が鈍い	0	0	0	0
大きな音を極端に嫌がる	0	0	0	0
きつい音を極端に嫌がる	2.5	1	0	0
爪かみをする	3	0	0	0
感情	**2009年3月8日**	**2010年12月18日**	**2011年12月3日**	**2015年2月1日**
気分が変わりやすく不安定	3	1	0	0
自分なりのルールやこだわりが強い	3	1	0	0
しなければならないことに注意力が弱い	3	0	0	0
運動	**2009年3月8日**	**2010年12月18日**	**2011年12月3日**	**2015年2月1日**
よく転ぶ	3	1	0	0
ひもを結ぶのが苦手	2	1	0	0
服をたたむのが苦手	2	1	0	0
縄跳びが苦手	3	0	0	0
跳び箱が苦手	3	1	0	0
球技が苦手	3	1	0	0
食べこぼしがよくある	3	0	0	0

中学校1年生の時の成績は5段階評価で、1学期が2・0、2学期が2・2、3学期が2・7でした。1学期はあまり良くありませんが、2学期・3学期で少しずつ成績が良くなっています。中学校2年生になると勉強に身が入り、1学期の成績は2・9に上がりました。その後私立高校を受験し、無事に進学校に合格しました。

Eちゃんのケースは治療開始から7年1カ月経過を見ていましたが、中学校3年生の時は普通学級で良好な成績を維持しており、高校入試では進学校である私立高校に合格。高校生活も順調に推移しています。新経絡治療で、学校の成績と発達検査の結果が大きく改善し、てんかん脳波も正常化した症例です。この症例の経過から、新経絡の治療を90〜100回継続することで、言語能力や運動能力を大きく伸ばすことが分かります。また長期的な治療と指導のフォローアップがあれば、学校生活を良好に過ごせることも示しています。

03 軽度発達遅延にてんかんが併発した症例

♥出産・発育の経過と現症

Fちゃんのお母さんは、切迫早産で23週から33週まで入院し、その際に子宮収縮を抑制する薬の点滴治療を受けました。いったんおなかの張りが治まって退院しましたが、35週で陣痛が始まり、Fちゃんは予定帝王切開で生まれました。Fちゃんは新生児仮死状態で、NICUに緊急入院。動脈管開存症が判明したため、転院して心臓の手術を受けています。2歳のときに、ひどい熱性痙攣を起こして1日入院。6歳のときにも熱性痙攣と全身硬直を起こし、てんかんの診断を受けます。意識消失発作や、寝ているときに目を見開くなどの症状があったため、抗てんかん薬を増量しています。頭の左後ろに

「てんかん焦点」があり、脳梗塞の跡が2カ所あることも分かりました。言葉が出るのも遅く発音も不明瞭でしたが、４歳になるころには2語文がスムーズになり発音も聞き取りやすくなりました。

学習障害の可能性を指摘され発達検査を受けたところ、６年生のＷＩＳＣ-Ⅳ検査の数値は64でした。小学校は普通学級に通っていますが、１桁の足し算に少し時間がかかり、数字の概念や時間の感覚が苦手。漢字が覚えられず、文字を書き写すのに時間がかかります。周りの空気が読めず、人前に出るとしゃべれないなどの症状もありました。運動も苦手で、手先が不器用なところもあります。中学生になるにあたって勉強に不安があるからと、12歳で当クリニックを受診しました。

♥治療経過

１回目の新経絡治療で、折り紙の角がうまく折れるようになりました。名前や○、×、□、△が奇麗に描けるようになり、お母さんもびっくりされていました。治療を４回行うころには、以前と比べて字

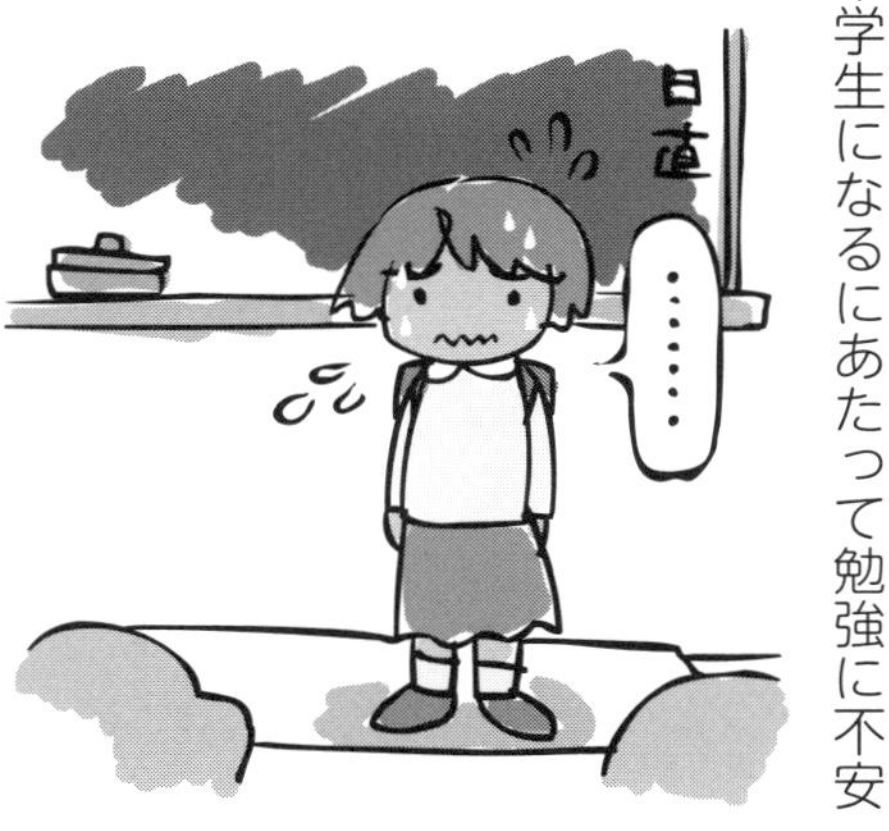

が奇麗になり、絵も上手に描けるようになりました。

６回目の治療後には睡眠が良好になり、11回目の治療後にはお母さんから「掛け算ができるようになったんです」と喜ばれました。ＷＩＳＣ-Ⅳの I Q は小学校６年生のときは全検査ＩＱ64でしたが、中学校２年生では全検査ＩＱ79に改善し、２０１６年３月には高校普通科に合格しました。

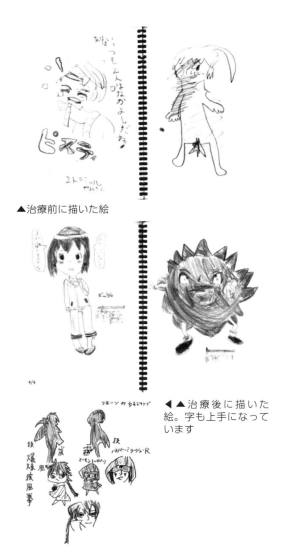

▲治療前に描いた絵

◀▲治療後に描いた絵。字も上手になっています

第３章：新経絡治療の治療成績と症例

04 頭部外傷を伴う学習障害・発達性協調運動障害の症例

♥出産・発育の経過と現症

Gくんは、2回の薬剤による分娩誘発により生まれました。乳幼児健診は正常で、一人遊びが好きな子どもだったそうです。2歳の時、2mの高さのすべり台から落下。脳外科では「異常なし」と診断されましたが、その後、泣くと唇が真っ青になるようになりました。私立小学校受験のために通った塾では、「目線が合わない」と言われます。私立小学校には合格しましたが、読み書きが困難なため療育センターを受診。読み書きは遅いが、読んだ内容は理解できているようでした。

学校で特に問題となっているのが、国語でした。読み書きに難があり、授業中に黒板の字をノートに全部書き写すことができません。読み慣れた文章ならスラスラ読めるが、初めての文章は1文字ずつ読むことが多く、途中でどこを読んでいるのか分からなくなります。言葉で状況を説明したり自分の気持ちを伝えたりすることも苦手で、黙り込んだり言葉に詰まることもありました。算数は、計算はできるが文章問題が苦手。協調運動障害があるため運動も苦手で、キャッチボールができないなど不器用なところがありました。発達検査の全体を見れば平均的ですが、ワーキングメモリと処理速度の遅さが目立ちます。小学校3年生のとき、当クリニックを受診しました。

治療前に行った発達検査の結果

検査月日	2013年2月
全検査（FSIQ）	92
言語理解（VCI）	100
知覚推理（PRI）	98
ワーキングメモリー（WMI）	79
処理速度（PSI）	83

♥ 治療経過

Gくんの治療は、初回から劇的な変化が見られました。１回目の治療後にはアイコンタクトができるようになり、「今日学校でこんなことをして遊んだ」と状況を詳しく説明したそうです。２回目の治療後は、本人が「視野が広がり、よく見えるようになった」と発言。板書の書き写しスピードも上がりました。４回目の治療後は、学校の先生からも「漢字の書き直しが少なくなり、黒板の字の書き写しも速くなった」と評価されました。これまで授業中に挙手して発表することはありませんでしたが、クラスで手を挙げて発表するようになり、名前の字も奇麗になりました。今まで苦手だった「自分の気持ちを書く作文」も、スムーズに書けるようになりました。本人は、授業が楽しいし前より先生の話がよく分かると喜んでいますし、教師も「理解力が早くなり、作文が上手になった」とその変化に驚きました。

新経絡治療は、運動の記憶能力も向上させます。26回目の治療後、Gくんはヒップホップダンスの振り付けを1回で覚えました。治療前は何度も繰り返さなければ覚えられなかったそうです。板書の書き写しスピードが上がったのも、協調運動と短期記憶の改善によるものです。治療前は黒板に書かれた字を1語ずつ覚え、1語ずつ書き写すため時間がかかっていたのですが、現在は1度に5語ずつ覚えて書き写せるため、時間内に写せるようになったのです。31回目の治療後には、クラス全員で行った椅子取りゲームで1位になりました。これは、状況判断と協調運動が改善したことによるものです。

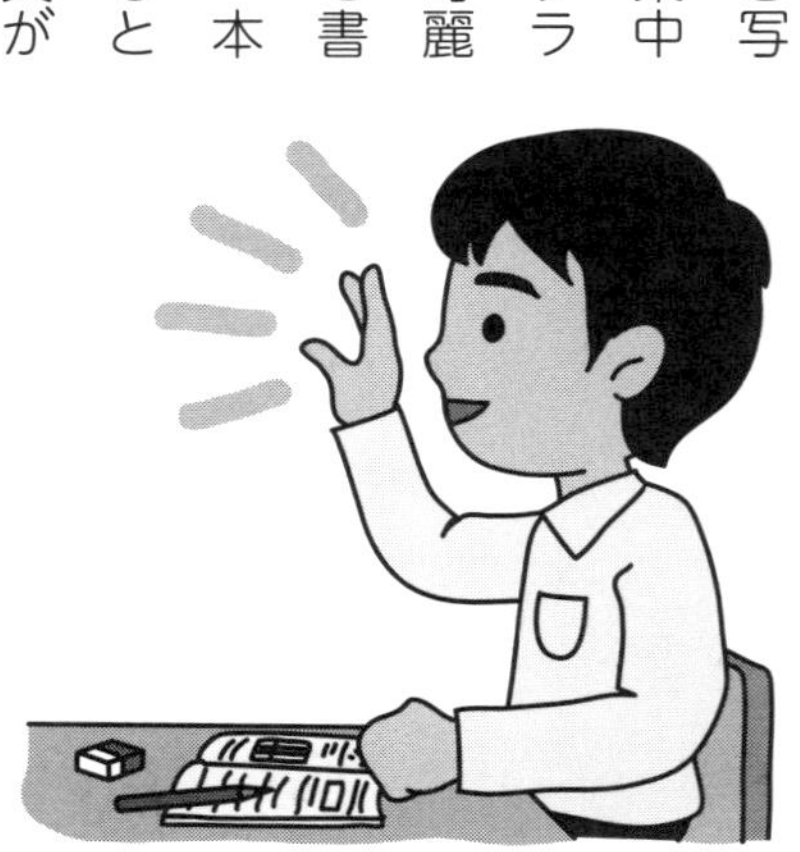

♥Ｇくんのその後

Ｇくんは、乳幼児健診で特に異常が認められず、小学校も普通学級に入学しています。入学前の学習障害は問題にならず、小学校2年生ごろから国語を中心とした学習障害が目立つようになりました。これは2歳のときにすべり台から転落し、頭部を強打した影響で徐々に学習障害を発症したケースと考えられます。新経絡の治療効果は著しく、治療の継続により中学校に進学できたと考えられます。Ｇくんが私立中学校に合格したので、治療は終了。本人は作文に、「新経絡治療に助けられたので、将来は医療系に進みたい」と書いています。

05 頭部外傷を伴う高機能自閉症の症例

♥出産・発育の経過と現症

Hくんは帝王切開で生まれました。妊娠経過は順調でしたが、横位で頭が引っかかっていたため帝王切開になったとのこと。出生時体重２４２６gと低体重だったため、保育器に入っていました。２歳の時、自宅の階段の最上段から落ちて頭を強打。レントゲンで見ると、頸椎がずれているのが分かります。想像の世界に浸りながら一人遊びをすることが多い子どもで、言葉の発達は少し遅い傾向がありました。幼稚園でも「成長がゆっくり」と指摘されました。

小学校では、「絵の視点が他の子どもと違う」「枠内に文字を収めるのが苦手」「宿題に取りかかる時間に波がある」「友達とうまく遊べない」などのトラブルが発生。小学校５年生の冬、小児科でLDおよび広汎性発達障害と診断され、別のクリニックで発達障害の訓練を始めました。中学校でも友達とのトラブルが頻繁に起こり、中学校２年生から放課後デイサービスを利用。集中して勉強するため、コンサータも内服していました。内服時には集中でき、会話がスムーズになるのだそうです。高校入試が近づいた中学校３年生のとき、集中して勉強できるようになることを希望して当クリニックを受診しました。

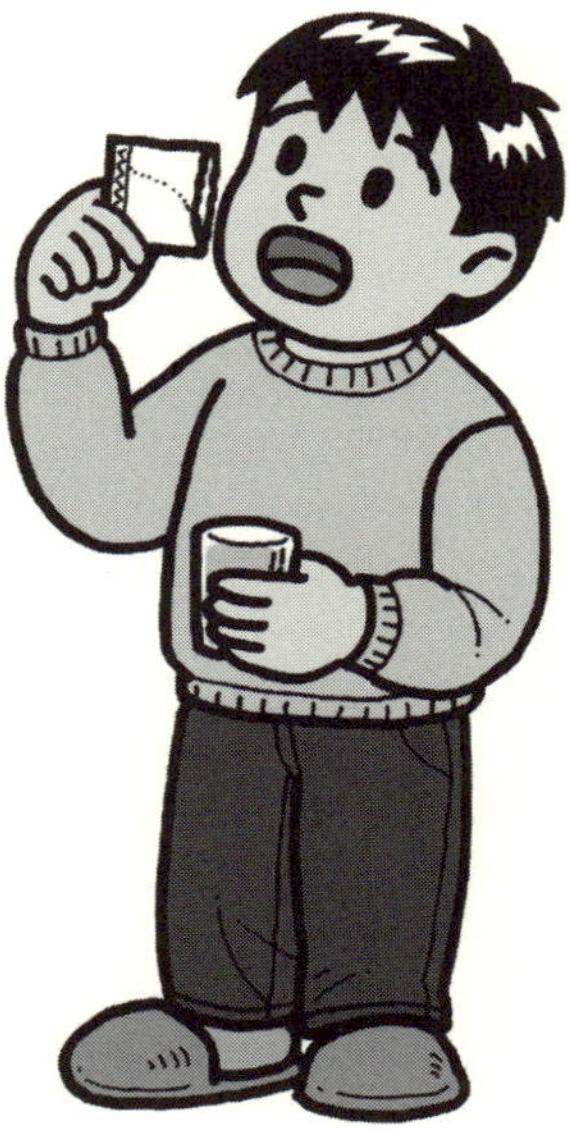

♥治療経過

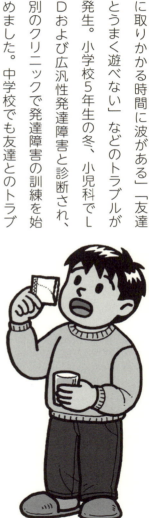

Hくんは思い込みが強く、自分独自のルールにこだわる傾向が見られました。注意力も散漫で、学力はクラスで下から２～３番目程度。不眠傾向はなく、就寝や起床に問題はありませんでした。新経絡治療の効果はすぐに現れ、初診の治療直後には、図形や字

が奇麗に書けるようになりました。１回目の治療後には算数の点数が22点から55点になり、４回目の治療後には授業をきちんと理解できるようになりました。７回目の治療後には、以前は15～30分しか維持できなかった集中力が、治療後は30～50分程度キープできるようになったのです。友達から「言動が変わった」と言われたらしく、本人はとても喜んでいました。７回目の治療後、学校から音楽科のある高校の推薦をもらい、無事希望校に合格しました。冬はしもやけに悩んでいたらしいのですが、新経絡治療後はしもやけにならなくなったそうです。

♥ Hくんのその後

Hくんは２歳の時に頭部を強打し、３歳で言葉の発達の遅れが見られています。幼稚園では成長が遅いと言われ、小学校から特異行動や注意散漫な状態が出現しました。一連の症状と時間経過から、幼児期の頭部外傷が背景因子として考えられます。Hくんは高校で毎日音楽の練

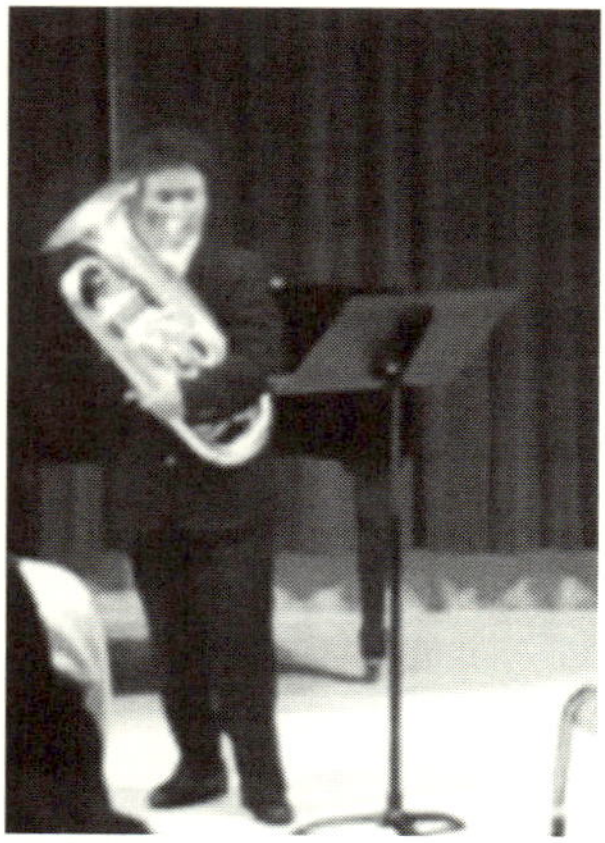

▲演奏風景

習をし、全国大会上位の成績を収めています。新経絡治療により自閉的行動や学習障害が改善されたことから、充実した高校生活を送れるようになった症例です。

06 成人のアスペルガー症候群の症例

♥出産・発育の経過と現症

ここまで学齢期の子どもの症例を紹介してきましたが、ここでは成人してから治療を開始した症例を紹介します。

Iくんは、逆子の新生児仮死状態で生まれました。お母さんによると、「ひどいつわりが出産近くまで続き、食事ができなかった。微弱陣痛のため陣痛促進剤を注射されたが、今度は過強陣痛となった」とのことでした。乳児健診で異常は指摘されず、1歳で歩くようになります。抱っこが好きではなく、目を離すとすぐにどこかに行ってしまう子どもでした。3歳ごろ「自己の世界を持っている、育てるのが難しい子ども」と言われます。一人遊びを好む傾向があり、特にプラモデルの組み立てや粘土が大好き。一日中粘土で何かを作っているなど、趣味への没頭が見られました。造形力に対する特異な才能も伺えます。大学では工学を専攻しますが、エクセルのｉｆ関数でつまずき、教師とのストレスもあって2年生で退学。医療センターでは「コミュニケーションに違和感がある。感情共有がしにくく、対人関係が作りにくい。家庭内の日常生活は普通にできるが、社会生活状困難がある」と診断されました。本人は就労を希望しており、就職活動中だった21歳のときに、当クリニックを受診しました。

Ｉくんの I Q は全検査97と、知的水準は平均レベル。これまでの学校生活は規則正しく送れており、対人関係が作れないこと以外に困ったことはありません。援助してくれる人に対しては従順なので、問題なく労働習慣が身に付きそうです。視覚的な情報処理能力は高く全体の流れを理解することもできますが、情報処理速度が遅く、臨機応変な対応をすることは苦手。対人関係も不器用なので、周囲の理解が必要になってきます。決められたことを、決められた通りに行う能力はあるため、変化の少ない、接客のない仕事が適していると考えられます。

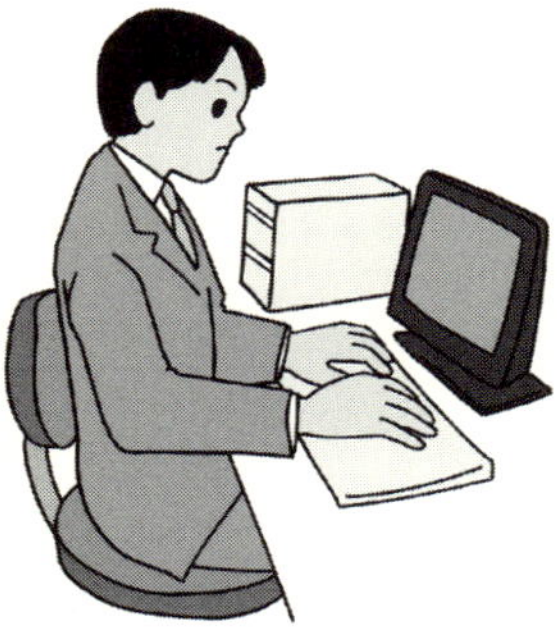

♥治療経過

新経絡治療の効果は、すぐに現れました。Ｉくんは当時、就労支援でビーズの袋詰めを行っていたのですが、治療前は14回中4回失敗していたのが、治療後は失敗ゼロになりました。本人も驚いており、お母さんも「家でよくしゃべるようになり、会話が成立するようになった」と驚いていました。17回目の治療後は、お母さんから「呼びかけてすぐに返事が返ってくるようになった。今まで『今日はどんなことがあったの？』と尋ねても、短い言葉でしか返事がなかった。最近は詳しく話をしてくれる」という評価をいただきました。54回目の治療後、ＩＣＴプロフィシエンシー検定試験2級に一発で合格。治療前に取得した準2級は、6回トライしてようやく合格する状態だったため、パソコン講師から「奇跡だ」と言われたそうです。このことからも、新経絡治療には知的発達にも効果があることが分かります。１２７回目の治療後、就労支援事業の紹介でスーパーで働くことが決まりました。１３９回目の治療後4月1日から仕事を始め、10～18時5分で働いています。仕事は順調で、肉用パックの吸水シートを敷く新しい仕事も覚えたそうです。

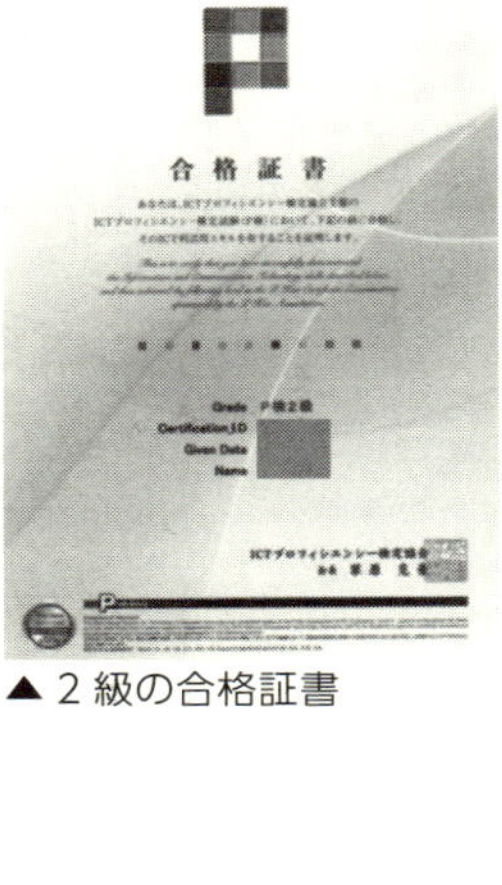

▲2級の合格証書

♥Ｉくんのその後

Ｉくんは大手スーパーにパートとして就職し、現在は職場のリーダーとして順調に働いています。自活の準備のために職種の幅を広げたいと上司に要求するなど、順調に仕事をしていることが分かります。通勤費、通院費、診察費、高校の育英資金は自分で負担しており、将来自活するために正社員になりたいと希望しています。

新経絡治療により、コミュニケーションがとれず会話が成り立たない、周囲への気遣いができない、音に対して過敏に反応する、自分ルールへのこだわりが強い、雰囲気が読めず冗談が通用しないなど、日常生活での困難が大きく改善されました。Ｉくんのケースは、治療間隔を延ばしながら就業を継続していくという、成人期アスペルガー症候群の就労支援のモデルケースとなる事例です。

高機能自閉症・関連項目の評価の推移（主な項目を抜粋）

		2013年4月9日	2013年5月11日	2013年7月13日	2014年2月15日
累積治療回数		0	17	51	127
発達	言葉の発達が遅れている	3	3	3	1↓
	子ども同士で遊ぶのが下手でケンカしがち	3	3	3	0↓
	大きな音を極端に嫌がる	2	2	2	0↓
感情	自分なりのルールやこだわりが強い	3	3	2	1↓
	しなければならないことに注意力が弱い	3	1	0.5	1↓
運動	縄跳びが苦手	3	3	3	2.5↓
	跳び箱が苦手	3	3	3	2.5↓
	球技が苦手	3	3	3	2.5↓
読む	雰囲気、表情が読めない	3	1	0.5	0↓
	冗談が通用しない	2	1	0.5	0↓
総合評点		44	33	26	17.5

07 アスペルガー症候群と多動性・衝動性優勢型AD／HDが併発した症例

♥出産・発育の経過と現症

Ｊくんは妊娠・出産時のトラブルはなく、乳幼児健診でも異常は指摘されませんでした。２歳の時に熱性痙攣を起こしましたが、その後の再発はなし。気質の伝播があり、一人遊びを好む傾向がありました。言葉の発達が遅く、幼稚園の先生の指示通り行動できないことから、３歳で療育センターを受診。アスペルガー症候群と診断されました。新版Ｋ式発達検査（京都式発達検査）によると、３歳当時のＤＱ（発達指数。平均は１００前後）は85でした。

Ｊくんが当クリニックを受診したのは、４歳の時です。来院した当時のＪくんは、４

語文を少し話せる程度でした。話した言葉は理解していますが、話すと主語が抜けたりすることがあります。手を左右同時に使用するのが難しく、はさみや折り紙が苦手。こだわりが強く音や匂いに敏感で、苦手な音でパニックを起こしたり、スーパーや飲食店の匂いが嫌で泣くこともあります。友達とは仲良く遊べますが、ルールのあるゲームはできません。多動が激しく、すぐに高い所に上がってしまうためお母さんが困っていました。てんかん発作はありませんが、右脳に異常波があります。

♥治療経過

Ｊくんは、新経絡の治療により、急速に言語機能・社会脳・協調運動の回復が見られました。１回目の治療で字の大きさや行が整い、４回目の治療で「丸の形」が奇麗に切れるようになりました。協調運動が回復し、曲線が切れるようになったのです。６回目の治療でトイレでの排便に成功、８回目の治療後あたりから言葉の理解が改善してきました。５語文が話せるようになり、言葉の理解力が高まりました。２歳のころは5分に1回レベルでかんしゃくを起こしていましたが、21回目の治療後にはかんしゃくの回数が１日１回〜２日に１回程度に激減しています。45回目の治療以降は教室で立ち歩くことが減り、時間に対する言葉の概念が理解できるようになりました。漢字や平仮名が書けるようになり、半年かかりましたが、繰り上がりの足し算も理解できました。１１１回目の治療後は、社会脳が発達し他人への気遣いができるようになっています。

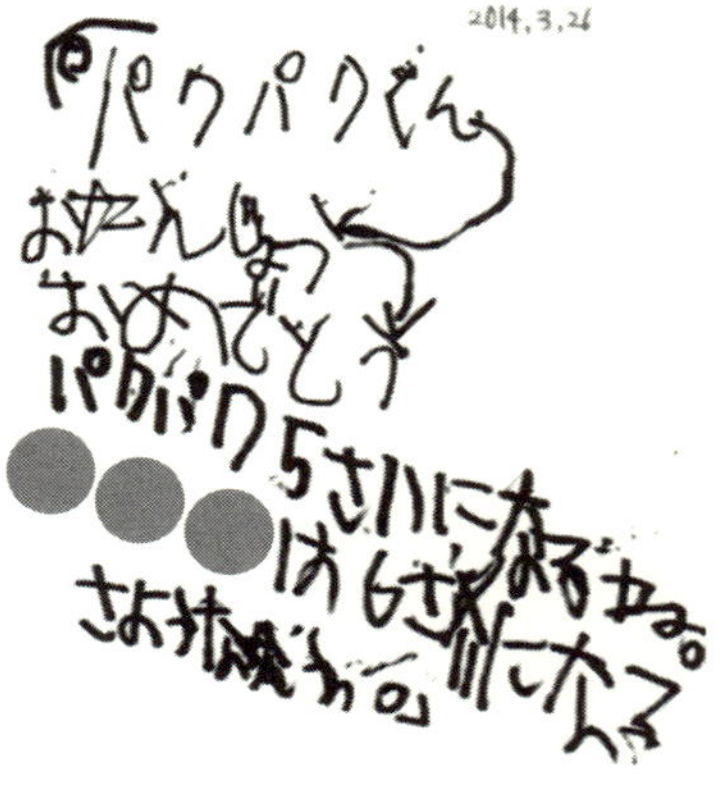

▲ 149 回目の治療後、長い文章が書けるようになる

♥ Jくんのその後

１５５回目の治療後、小学校に入学。給食が喉につかえるので支援学級に通っていますが、授業中は先生の指示に従えています。発達評価の推移をみると、社会脳に関する項目（子ども同士で遊ぶのが下手でケンカしがち、自分なりのルールやこだわりが強い、雰囲気・表情が読めない、冗談が通用しない）で、明らかな改善が見られます。自閉症スペクトラムに特徴的な、音や匂いに対する敏感さも改善しています。協調運動障害について改善した項目は半数程度ですが、小学生になってからの運動も含まれるためもう少し年齢的な推移を見る必要があります。

Ｊくんの症例では、多動・こだわり・社会性・気遣い・集中力などの項目で大きな改善が認められました。周囲の教育や訓練により、発語や読み書きなどの知的な改善も進んでいます。

高機能自閉症・関連項目の評価の推移

		2013年3月15日	2013年4月25日	2013年5月9日	2014年4月15日
累積治療回数		0	18	23	155
発達	言葉の発達が遅れている	2	1	1	1↓
	落ち着きがない	2	2	2	0↓
	子ども同士で遊ぶのが下手でケンカしがち	2	2	1	1↓
	大きな音を極端に嫌がる	3	3	3	1↓
	きつい音を極端に嫌がる	3	3	3	1↓
感情	気分が変わりやすく不安定	3	3	3	1↓
	自分なりのルールやこだわりが強い	3	3	3	1↓
	しなければならないことに注意力が弱い	3	3	3	2↓
運動	よく転ぶ	3	2	0	3
	ひもを結ぶのが苦手	3	3	3	3
	服をたたむのが苦手	3	3	1	2↓
	縄跳びが苦手	3	3	3	3
	跳び箱が苦手	3	3	3	1↓
	球技が苦手	3	3	3	3
読む	食べこぼしがよくある	2	2	1	1↓
	雰囲気、表情が読めない	2	1	0	0↓
	冗談が通用しない	3	3	3	1↓
総合評点		60	53	45	31

08 自閉症と多動性・衝動性優勢型AD/HDが併発した症例

♥出産・発育の経過と現症

Kくんの場合、お母さんの骨盤が小さかったため帝王切開になりましたが、妊娠・出産に関するトラブルはありませんでした。生後2カ月の時に39度の熱を出して点滴を受けますが、3日で解熱。髄膜炎ではなく、その他の既往歴はありません。1歳半健診で言葉の遅れを指摘され、4歳で広汎性発達障害の疑いがあると言われました。落ち着きがない、視線が合わない、一人遊びをするなどの特徴があり、2~3歳ごろまでは走り回るなど多動傾向がありました。じっとしているのが苦手で集団行動ができませんでしたが、5歳のころには多少落ち着いたとのこと。幼稚園では集中力がなく、ふらっと

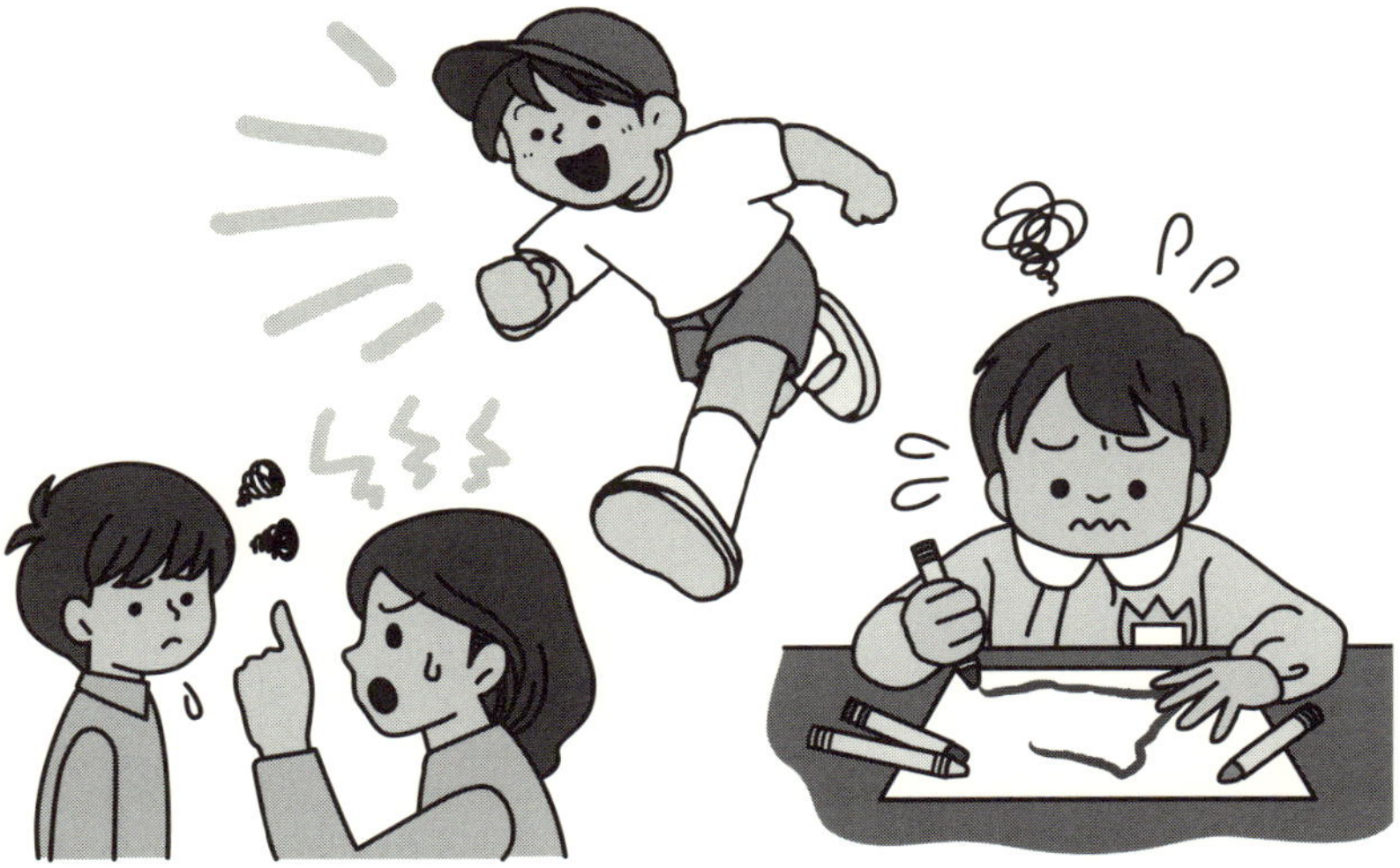

廊下に出て行くこともあります。できないと思ったら逃げる傾向があり、運動会や発表会などでも嫌いなことはしたくないタイプ。絵が描きにくい、三角が書けないなど手先の不器用さもあります。ただ、運動神経は良く、食べこぼしや転倒はほとんどありません。

聴覚情報よりも視覚情報の方が理解しやすく、見たものを再生するスピードは速いです。記憶力は良いのですが時間の概念がなく、昔のことを思い出して錯覚することがあります。日常生活は困りませんが、言葉（聴覚情報）での指示が理解できない傾向があります。５歳のとき小児科で発達障害の検査を受け、小学校入学前に状況を改善したいと、５歳（年長）で当クリニックを受診しました。

♥治療経過

Ｋくんは治療開始前、三角が書けませんでした。しかし2回目の治療後に三角が書けるようになり、11回目の治療後には随分上手に書けるようになりました。お母さんは、「以前は自分に自信がなく何かを教えようとしても嫌がって逃げていたが、自分も頑張って覚えようとする意欲が出てきた」と驚いていました。言葉が増えて会話が続くようになった、人の話を落ち着いて聞けるようになった、理解力が上がったなどの実感もあったそうで

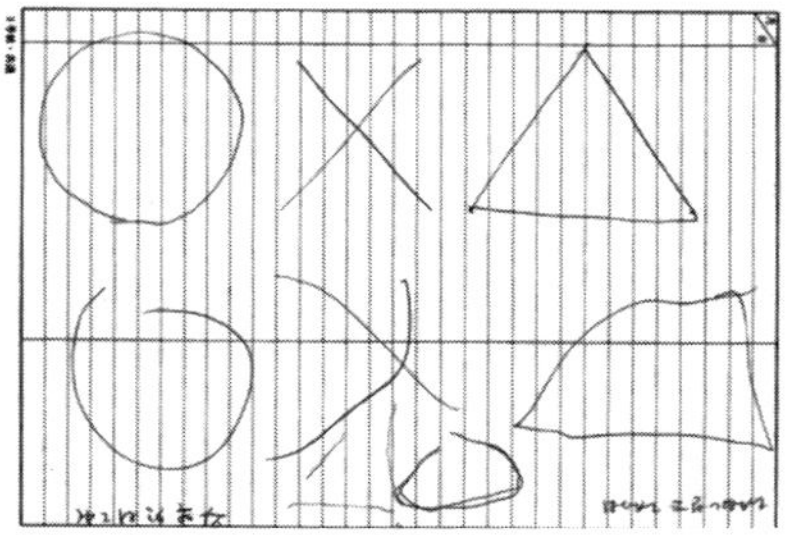

▲ 2 回目の治療後に書いた○△□×

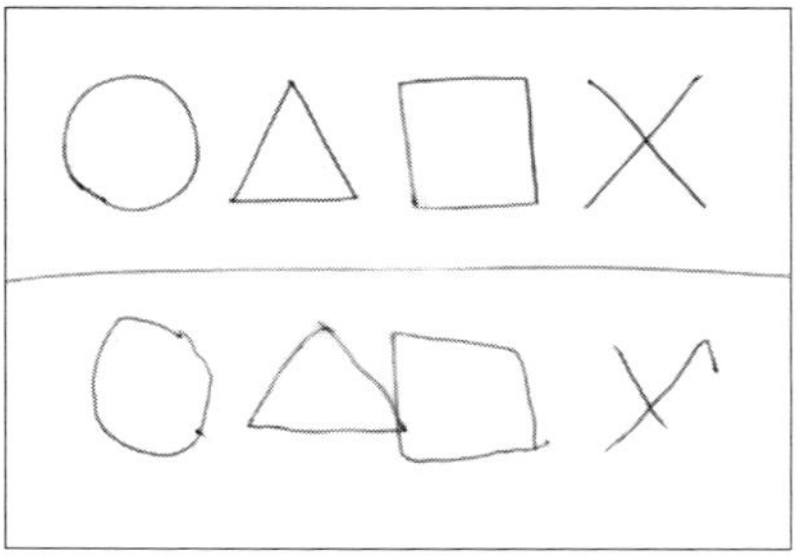

▲ 11 回目の治療後に書いた○△□×

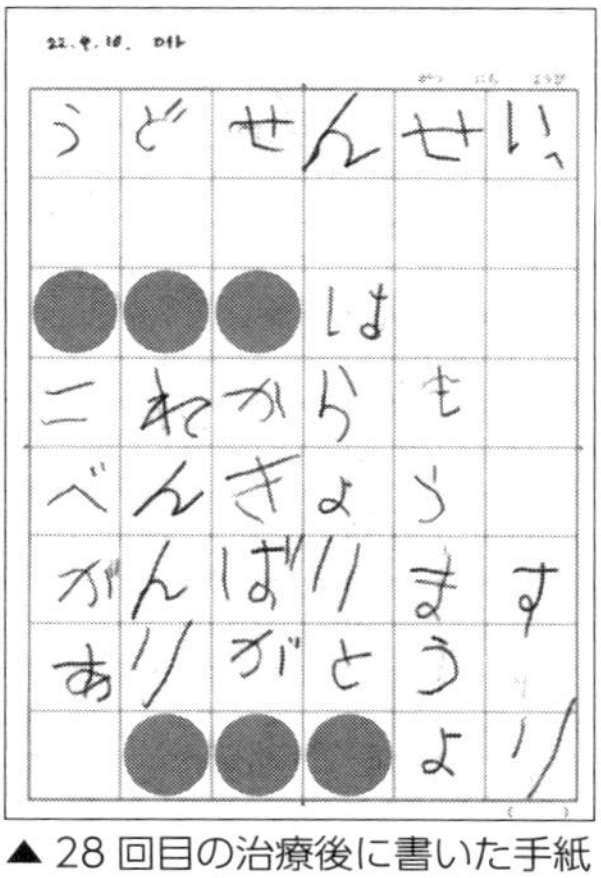

▲ 28 回目の治療後に書いた手紙

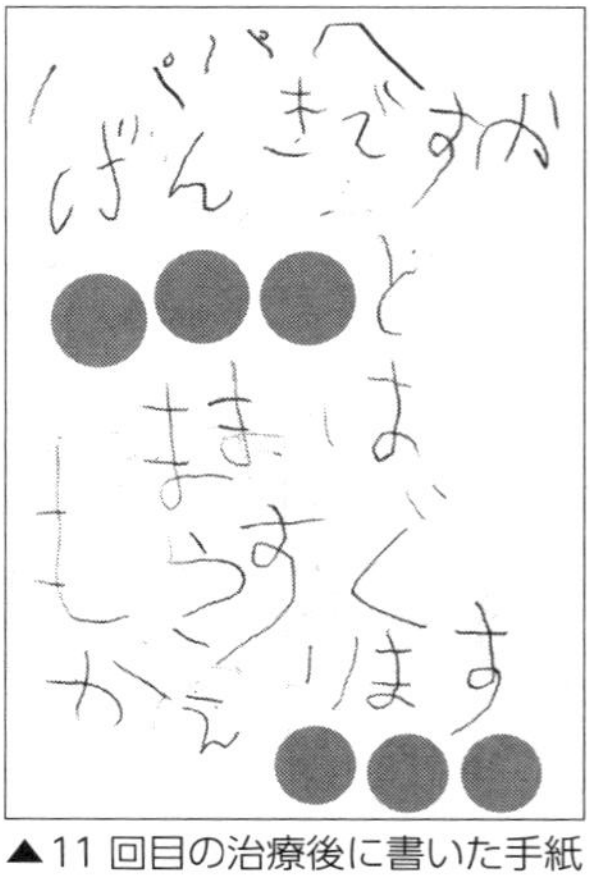

▲ 11 回目の治療後に書いた手紙

す。28回目の治療後には筆圧も強くなり、字が奇麗に書けるようになりました。幼稚園でウロウロすることが減り、運動会や音楽会もお友達と一緒に参加できました。小学校は、特別支援学級ではなく普通学級に入学。４カ月で、治療を終了しました。

♥ Kくんのその後

Kくんは現在、小学校の普通学級に通っています。学校では45分間座って授業に参加しており、積極的に発表もできているとのこと。人の話を聞いてないところや、質問に対して全く関係ない答えを返すこともありますが、授業態度や学力に問題はありません。図工は苦手なようで、まねをして作ることはできても、自分で考えて作ることは難しいようです。

自閉症と多動が併発した症例でしたが、知的・多動ともに大きく改善し、普通学級で順調に過ごしています。お母さんが非常に教育熱心な方で、新経絡治療と教育との相乗効果が大きいと考えられる症例です。

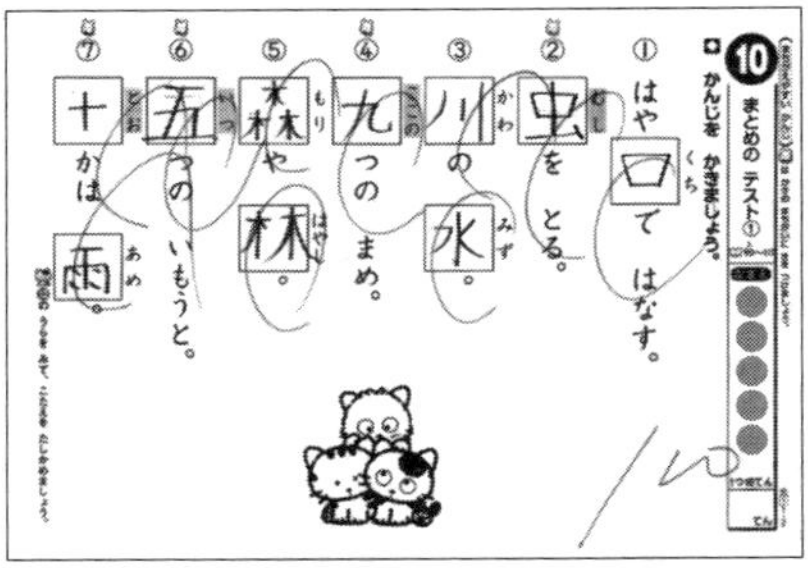

▲小学校１年生の漢字のテスト。高学年並みの奇麗な字を書く

09 頭部外傷を伴う不注意優勢型AD/HDと、発達性協調運動障害が併発した症例

♥出産・発育の経過と現症

Lくんは、吸引分娩で生まれました。1歳でコンクリートの階段から落ちますが、異常なしと診断されます。物を飲み込む時に舌が前に出てしまい、飲み込むのが苦手と指摘を受けます。一人遊びはなく、ごっこ遊びなどもありましたが、ときどき目線が合わず、どこを見ているのか分からないことが気になったとのこと。光るものを怖がる傾向もありました。2歳のころ、走り方が少しぎこちないことに気付きます。2歳半の時150㎝の高さから落ち、前歯が2本折れます。歯科で治療をしましたが、前歯が引っ込んで歯列不正になりました。6歳になっても階段の上り下りが苦手で重心の調節がうまくできな

い、ボタンがはめられないなど、不器用さがあります。コンクリートの階段の５段目や10段目から何度も落ちるなど、頭部外傷につながる行動がありました。

幼稚園では、お友達とよく遊ぶのですが、やはり不器用さが目立ったとのこと。６歳の時、手と目の協調運動ができていないことを指摘され、医師から「アスペルガー症候群ではないか」と言われます。療育センターで月２回の訓練を受け、多少の改善が見られました。小学校は普通学級に進学し、１・２年生のころは特に問題はありませんでした。運動は苦手でしたが嫌いではなく、本人も頑張って努力していました。

しかし小学校３年生になると、授業についていけなくなります。特に苦手だったのが、算数。計算はゆっくりならできるのですが、物事を順序立てて考えることが難しく、角度を求める問題や文章問題など、順番に計算することができません。板書を書き写すのに時間がかかり、漢字を覚えるのが苦手という特徴もありました。発達検査では全ＩＱ80と、知的能力は平均より下のレベル。療育センターでは、不注意優勢型のＡＤ／ＨＤと診断されました。注意集中の弱さや、目と手の協調運動の改善のため、小学校４年生で当クリニックを受診しました。

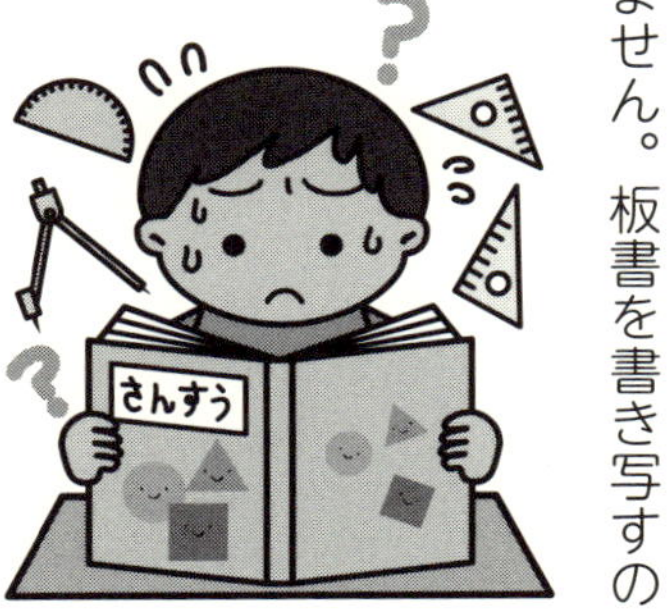

♥治療経過

Lくんは当クリニックを受診する前に、「学習アシストが必要。一つの課題の時間を短くし、一度に複数の指示を与えないようにする。暗算が苦手なので、筆算にする。注意集中には、投薬も考慮する」と指導されていました。しかし1回目の新経絡治療後、2桁の暗算ができるようになり、字や図形が奇麗に書けるようになります。折り紙も上手になるなど、本人も驚くほどの改善効果が見られました。Lくんは入眠に1時間以上かかり早朝覚醒もあるなど、睡眠に問題がありました。このため時折、4分の1錠の睡眠薬を服用していたのですが、3回目の治療後、睡眠薬を飲まなくても21時に寝ることができました。以前は首が気になりうつぶせで寝ていましたが、この時初めて上を向いて眠れたそうです。

6回目の治療後には以前はほとんどできなかった挨拶ができるようになり、苦手だった算数のテストで80点を取りました。9回目の治療後には漢字テストで92点を取り、5分で眠れるようになりました。3年生の時は平均点が40〜50点でしたが、新経絡治療により急激に成績が良くなったとのこと。Lくんの事例では、新経絡治療は顕著な効果を示しました。

♥ Lくんのその後

Lくんは多くの協調運動障害が指摘されており、AD／HDに発達性協調運動障害を併発した症例と考えられます。小脳機能テストの指指試験が陽性なので、背景には軽度の小脳性運動失調も考えられます。お父さんも不器用なところがあるため、親からの気質の伝播の影響もあるでしょう。Lくんは1～3歳のころ何度か転落しており、歯並びの悪さや頭蓋骨のズレといった影響が出るほどの衝撃を頭部や顔面に受けています。これらの頭部外傷をきっかけに、協調運動障害が顕在化したと考えられます。

気質や運動障害といった生まれつきの因子と、頭部の損傷といった後天的な原因が複合的に作用して、発達障害の症状がより強く現れるという仮説があります。Lくんの例も、この複合的な因子により、症状が強く現れたと考えられます。新経絡治療は発達性協調運動障害に対する効果が顕著であり、

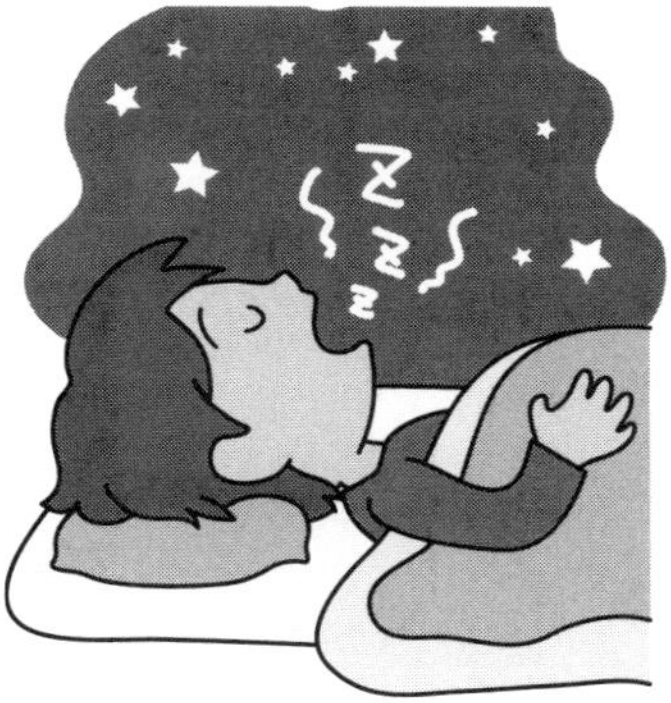

Lくんは12回目の治療で著しい成績の上昇が見られました。睡眠に対する困難も改善され、明るく元気に登校しています。

10 高機能自閉症に二次障害を併発した症例

♥出産・発育の経過と現症

発達障害は、本来の障害に加えて二次障害を併発するケースがあります。Mくんは高機能自閉症とAD／HDに、二次障害を併発していました。Mくんを妊娠中、お母さんはつわりが強かったそうです。分娩は正常でしたが陣痛が強く、Mくんは頭が産瘤で変形した状態で生まれました。保育園では特に問題がなく、発達や言葉の遅れが指摘されることはありませんでした。お母さんとしては、いつも手を動かしており、母親が離れても振り向かないことが気になっていたそうです。

小学校では普通学級に入学しますが、授業中に席に座っていられない、他の児童にちょっかいを出すなどの問題行動が目立ちました。何かできないことがあると「死にたい」と発言することもありましたが、他の児童にも似たような所があったため、あまり気にしなかったそうです。小学校2年生の時、友達から「死ね」と言われ、建物の2階から飛び降りそうになりました。その時は先生方の制止で大事に至りませんでしたが、友達とトラブルが多いことから療育センターを受診し、ＡＤ／ＨＤを伴う自閉症スペクトラムと診断されました。

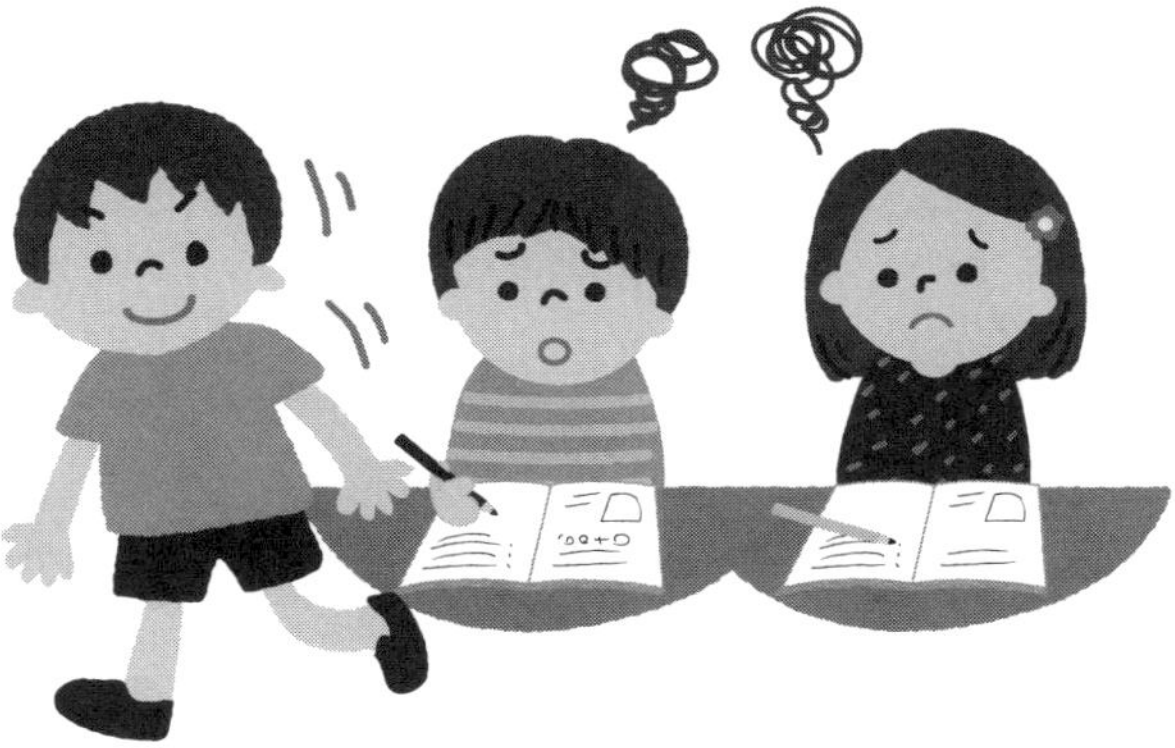

Ｍくんは感情がコントロールできない部分があり、物に当たったり泣き叫んで暴れることも多くあります。学校で1日2回はかんしゃくを起こしており、治まるのには15分～1時間近くかかります。授業中に席を立ったり、友達に話しかけたりするため授業が困難となり、一部支援学級への通級となりました。人の話に割り込んだり話し始めると止まらないなど友達とのトラブルになりやすく、衝突するたびに暴力を振るい、友達にけがをさせてしまいます。

これは二次障害によるものと考えられますが、何か一つできないことがあると「死にたい」「自分なんかいなくなればいい」と発言。人を小馬鹿にし、大人の逆鱗に触れるような言動があります。指導を全て「怒られた」と感じ反抗することもあれば、自己嫌悪で放心状態になるほど落ち込むことも。自分への怒りや葛藤を極端な反抗や暴力に変え、自分以外の対象に向けて表現する「反抗挑戦性障害」を引き起こしたと推察されます。

♥治療経過

1回目の治療で字が整ったものの、反抗挑戦性障害による問題行動はその後も続きました。8回目の治療後も、授業中に立ち歩いたり、友達とケンカをしてけがをさせたりしています。本人は我慢しているようですが、まだ「かっとなる」ことは多いとのことでした。治療の効果が見られ始めたのは、14回目の治療後あたりです。乱暴な行動が減り、学校でも落ち着くようになりました。26回目の治療後にはケンカの回数も減り、感情のコントロールができるようになりました。小学校3年生になり45回目の治療後は、授業中に離席することがなくなり、友達同士のトラブルも減りました。

♥ Mくんのその後

Mくんはサッカーを習い始め、特に問題なく練習に参加しています。まだ教室から出て行きたい気持ちはあるようですが、離席せず授業を受けています。友達とのトラブルも減り、69回目の治療後は夏休みを利用して友達が自宅に遊びに来てくれました。

Mくんは新経絡治療によって多動やケンカがなくなり、極めて落ち着いて順調に学校生活を送っています。発達障害に伴う二次障害にも、新経絡治療が有効なことを示した症例です。

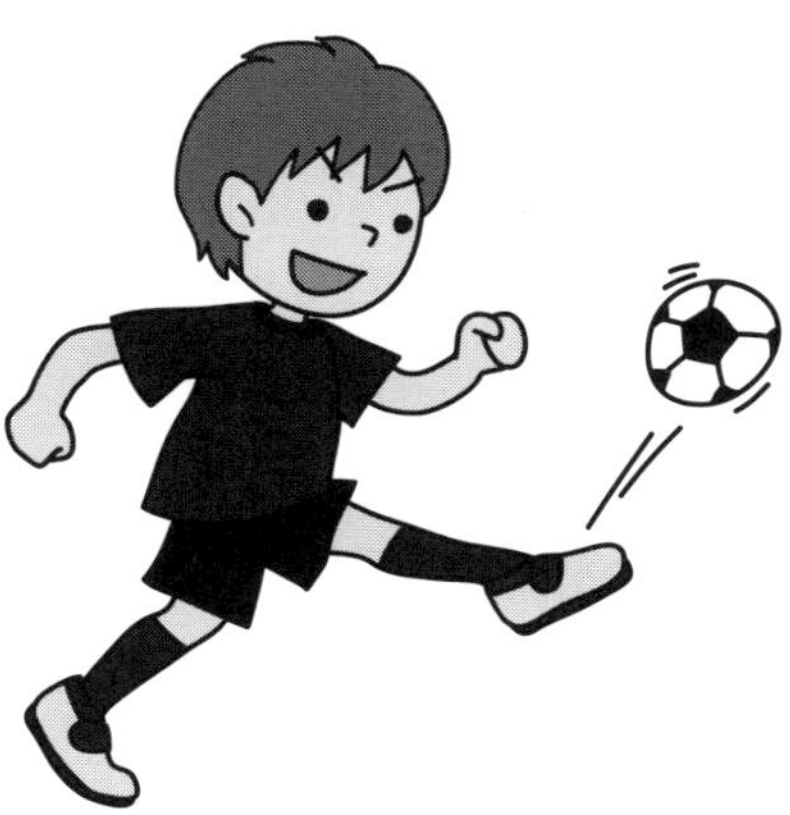

11 高機能自閉症が原因で不登校になった症例

♥出産・発育の経過と現症

Nちゃんは、微弱陣痛のため陣痛促進剤が投与されましたが、なかなか出てこないため、吸引分娩が行われ仮死状態で生まれました。右眼球出血は、引くまで3カ月続いたそうです。衣服が肌に付くことや、抱かれることを嫌がり、2歳を過ぎても手をつなぎませんでした。右側を下にしないと寝ない、夜に電気を消すと泣く、2年間シャンプーをさせないなど、強いこだわりが見られます。聴力は正常なのに1歳7カ月でも発語がないため、療育センターを受診。問いかけに答えるようになったのは、小学校2年生のころでした。小学校時代は偏食が強く、給食はほとんど食べられませんでした。

小学校3年生の時のIQ検査では、85～90のグレーゾーン。小学校3年生と中学校3年生でいじめに遭い、心因性難聴になり不登校となりました。高校は通信制高校に通い、言葉が少なくコミュニケーションが取りにくいため「言葉の発達教室」にも通っていました。３歳の時から歯肉炎がひどかったそうですが、このころはストレスで増悪していました。当クリニックの初診時は、18歳でした。

♥治療経過

１回目の治療で図形や字が整い、改善の可能性を感じました。11回目の治療で歯茎の出血がなくなり、突然イライラすることがなくなりました。これまで1人で出掛けることができませんでしたが、34回目の治療後、初めて1人で遠出します。親に気を使い遠慮するようになるなど、家庭内でのトラブルが激減。お母さんは、「嫌なことがあるとパニックを起こし、理由も言わずに私に当たり散らしていたのですが、そういうことが全くなくなりました」と喜んでいらっしゃいました。独り言はまだ目立ちますが、5分以内に気持ちの切り替えができるようになりました。40回目の治療後には読解力がつき、テストで50点以上が取れるようになりました。日常生活が安定したのは、54回目の治療後で、パニックで泣くことがほとんどなくなり、本人が「過去のモヤモヤが減った」と話してくれました。57回目の治療後、切符などのお釣りの計算ができるようになりました。相手の目を見て話せるようになり、嫌いなことにも意欲を持って取り組めるようになりました。

69回目の治療後、高校の卒業式がありました。今後2年間は、遠方のレストランでの研修とクリニックでの新経絡治療を、1週間ごとに交互に行う予定です。現地では午前中に言葉の発達教室に通い、午後からレストランで研修をします。本人は小学生のころからケーキを作ることが好きで、デコレーションには特異な才能があります。ケーキ屋さんで働きたいという希望もあり、人気のあるレストランでの実習に踏み切りました。79回目の治療後、レストランでのアルバイトを開始。業務内容は調理補助で、ドルチェとデザートの盛り付けを担当しています。使ったものを元に戻すタイミング

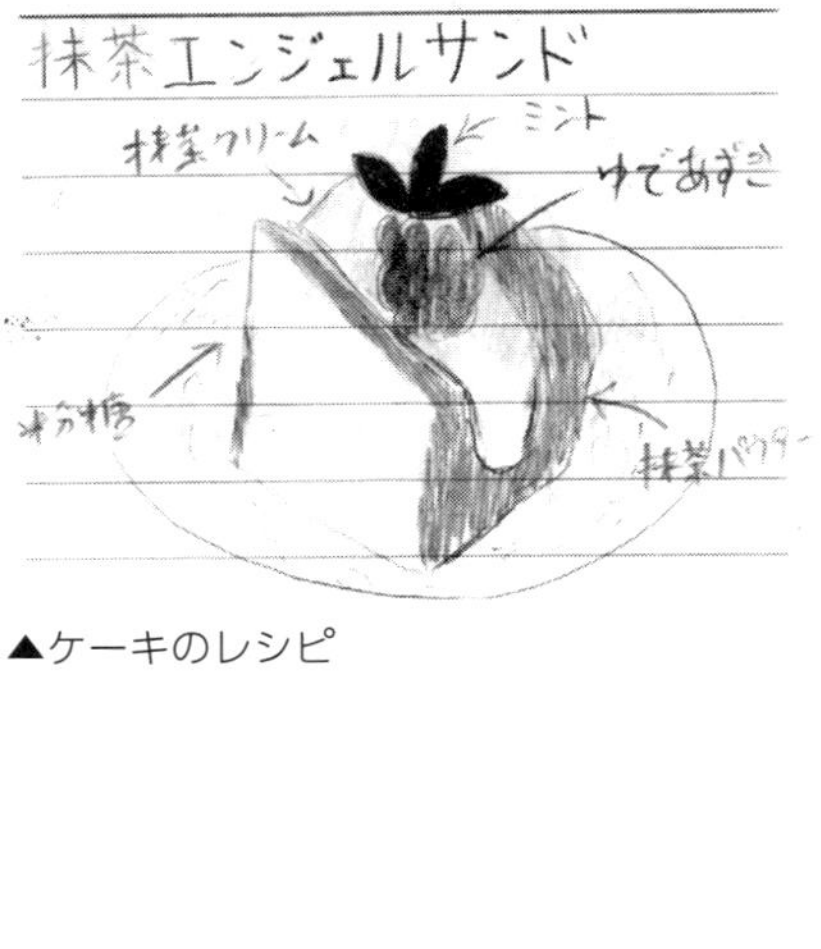

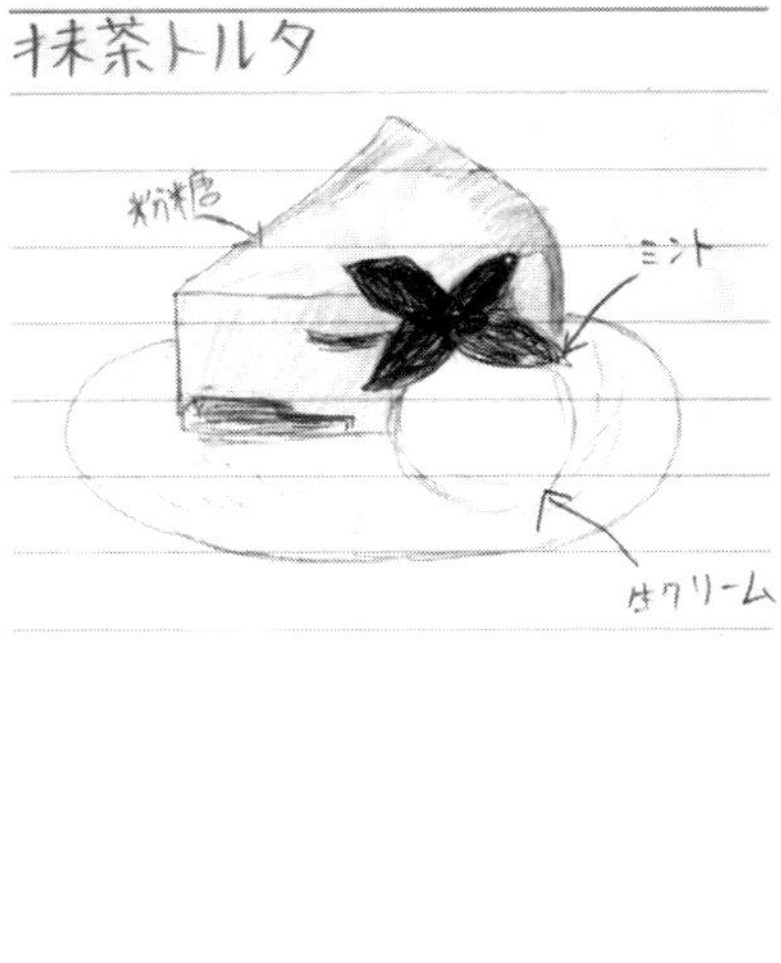

▲ケーキのレシピ

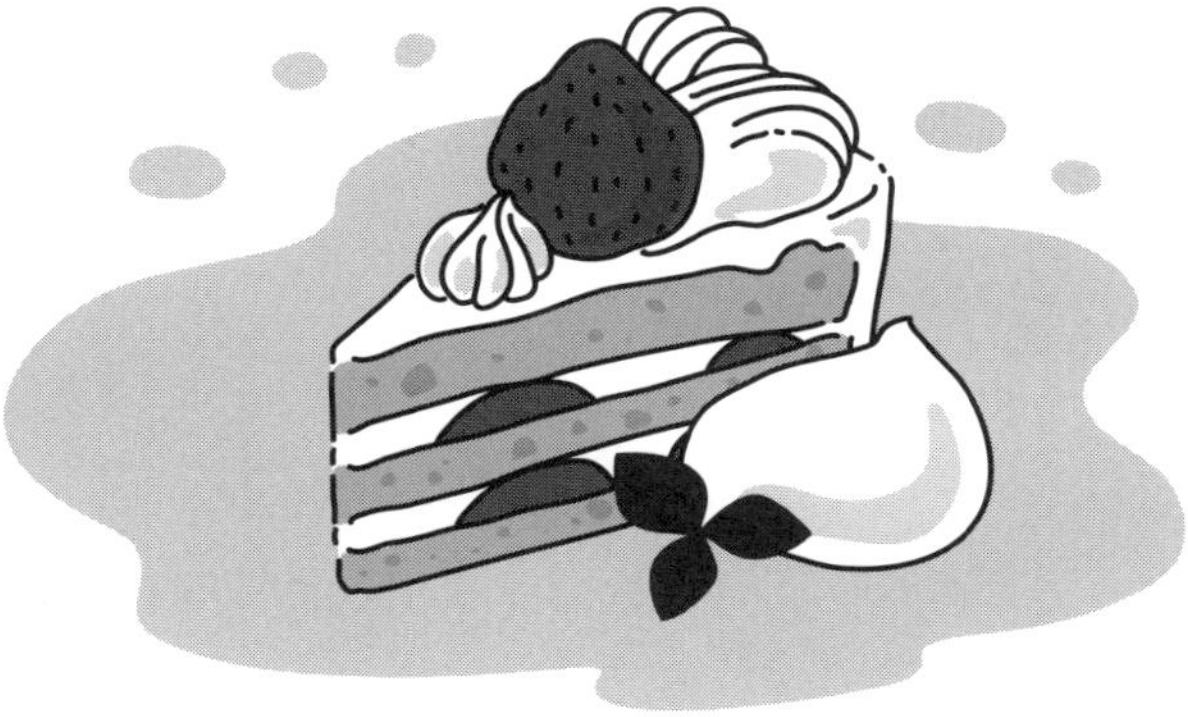

に苦労していますが、計算が少しずつ分かるようになったため分量の計算もできるようになりました。治療が１００回を越えたころには、作ることができるケーキの種類も増え、相手の気持ちが分からなくて泣くことがほとんどなくなりました。Ｎちゃんはこれまでお母さんと離れたことがなかったのですが、１１８回目の治療の後、１人で一晩留守番ができたそうです。お母さんも「不安も多少ありながら長時間過ごせたのは、心と脳が成長したためだと思う。今まで子どもを育てた中で、一番感動した」と喜んでいました。

１３１回目の治療後、レストランでの研修が終了。13～17時までを勤務時間とする、正規のアルバイトとして採用されます。仕事の手際も良くなり、ランチメニューの調理など任される仕事も増えました。これまで顔の感覚過敏があって化粧ができませんでしたが、１７２回目の治療後は自分から化粧に興味を示しています。

♥ Nちゃんのその後

Nちゃんは現在、仕込みの担当として週5〜6日、12〜17時まで勤務しています。他のスタッフが仕事の手順をメモしてくれるので、その手順に従って作業しています。緊張して声が出にくいこともありましたが、大きい声でオーダーを通すことができるようになったそうです。聞く力と考える力が伸びたため、トラブルもなく順調にケーキ作りや調理をこなしています。母親との同居なしで1人暮らしをするなど、生活を自分でコントロールしています。

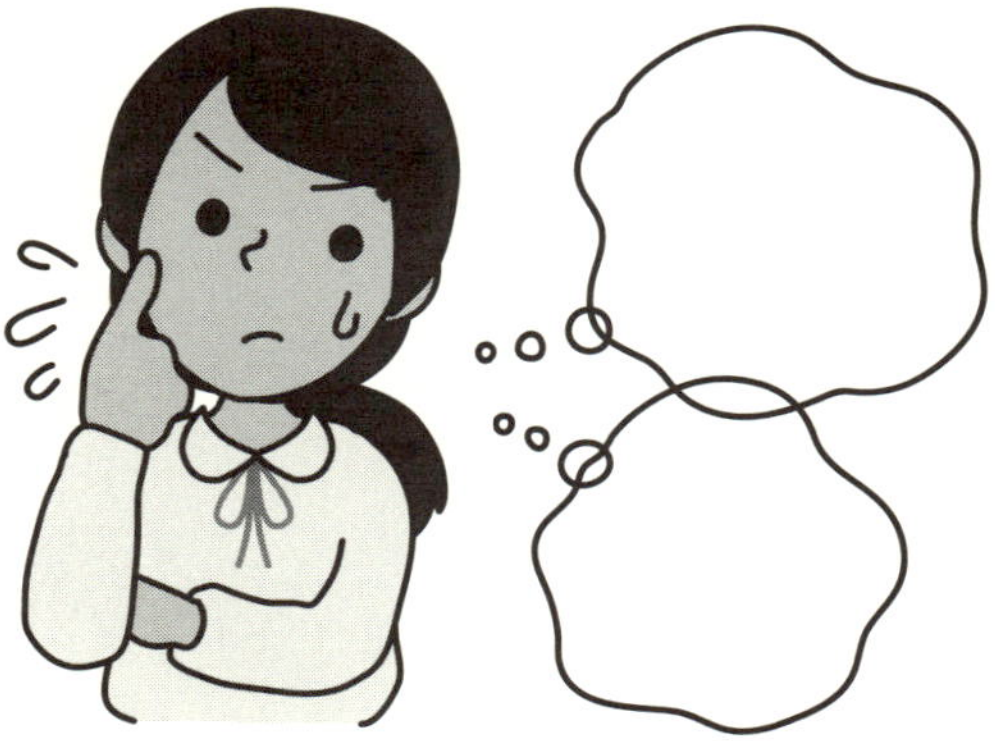

不安な状態になることが激減し、仕事中も自分で気持ちを切り替えられます。本人はその理由を、「以前はパニックになっていたけれど、今はパニックになる前に、どうすればよいかを考えられるようになった」と分析。視覚からの情報でパニック状態になる前に、感情を抑制し、説明できるようになりました。

Nちゃんのケースは、新経絡治療と言葉の発達教育の連携により、不登校から立ち直り就職に成功した事例です。多くの自閉症スペクトラムのお子さんの、希望になるのではないでしょうか。

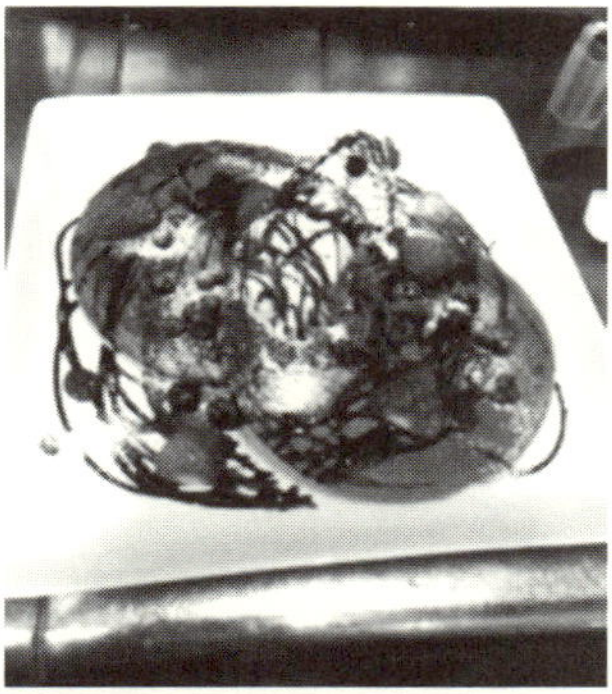

▼▶Nちゃんが担当したケーキ

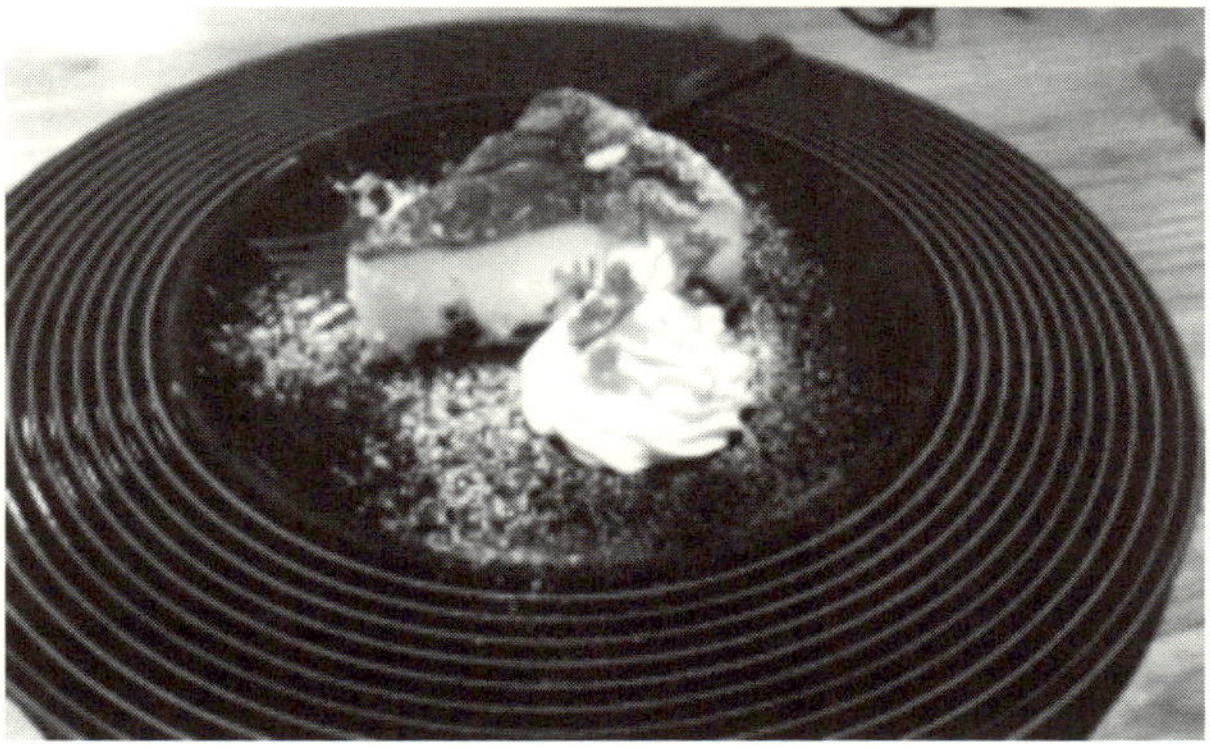

12 超低出生体重児の発達障害の症例

♥出産・発育の経過と現症

○ちゃんのお母さんは第一子を20週目で流産し、第二子である○ちゃんは24週で足が出ている状態になりました。早産予防のため子宮の収縮を予防する薬の服用を開始しますが、28週で陣痛が開始し帝王切開となりました。○ちゃんは超低出生体重児として生まれ、保育器に入ります。生後1カ月で、動脈管開存症のための手術を体験。生後3カ月で気管狭窄症のため気管切開手術をし、気管にチューブを取り付けました。感染に弱いため、2歳まで家の中で過ごしたそうです。

○ちゃんは、1歳半になっても、おすわりやハイハイができませんでした。3歳になっても歩くことができず、リハビリの先生には5歳になるまで歩けないだろうと指摘されます。なんとか発達を促せないだろうかということで、5歳の時に新経絡治療を始めました。

○ちゃんは手をスムーズに動かすことができないので、食事は全部介助。口の筋肉が弱いので、ストローも使えません。椅子に1人で座っていると、ずり落ちることがあります。つかまり立ちはなんとかできますが歩けないため、普段は膝をすって移動しています。発語がないため、お母さん以外とのコミュニケーションは難しい状態。お母さん自身も、○ちゃんがどこまで理解しているのか分からないとのことでした。

♥治療経過

2回目の治療後、歩くとき地に足が着くようになり、階段を手すりなしで上れました。普段は食べないものを食べたり、普段目につかない場所に行きたがるなどの変化が見られました。6回目の治療では手の動きがよくなり、スプーンを持てるようになりました。8回目の治療で歩けるようになり、19回目の治療後には療育の先生より「ずっと歩き回っています」と驚かれました。

20回目の治療以降は、身体的にも目覚ましい改善が見られました。療育園では友達と一緒に追いかけっこができるようになり、足には筋肉がついてしっかりしました。ごっこ遊びができるようになり、一度したことをよく覚えています。30ピースのパズルや、積み木、型はめなどのリハビリもこなせるようになりました。肺機能が弱いため、中枢神経の治療とともに肺の治療も行いましたが、以前は真っ白だった左の肺が改善しました。33回目の治療後は指先が器用になり、1人で食事ができるようになります。治療7カ月で発語が始まり、平仮名はほとんど覚えました。

治療が60回を越えるころには、単語数が増えおしゃべりが多くなりました。2語文も始まり、絵本の文字を声に出して読むこともあります。練習用の箸が使える、洋服を自分で着る、ボタンを自分ではめるなど、運動面も改善されました。

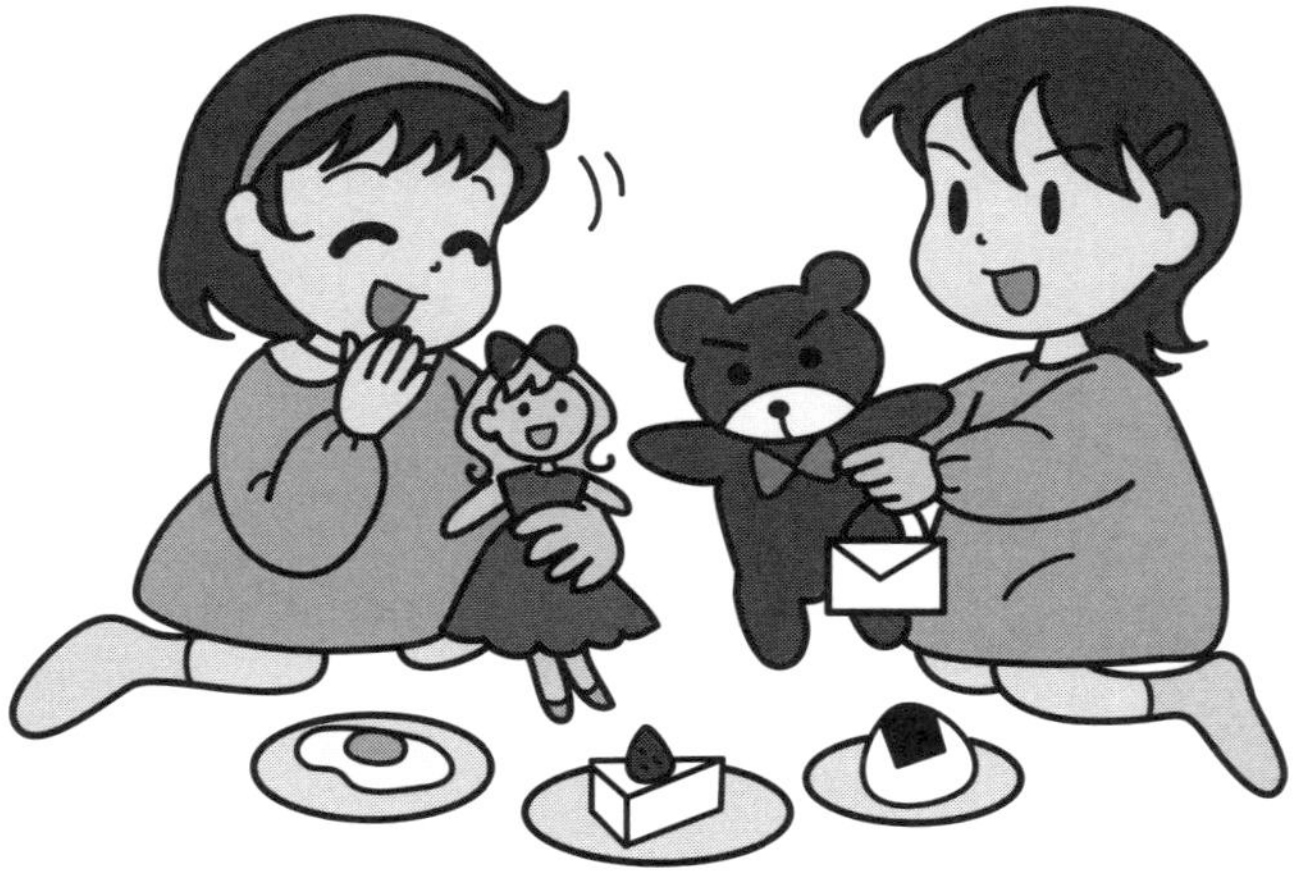

♥Ｏちゃんのその後

新経絡治療の開始から2年が経過しましたが、知的面・運動面でも発達は顕著に伸びています。療育の先生には「気管切開がなければ、普通の幼稚園に通わせた方がいい」とまで言われ、お母さんはＯちゃんの将来に希望を持っています。

Ｏちゃんのような低出生体重児は、体の機能が未熟な状態で生まれてくるため、障害が残るリスクがあります。特に超低出生体重児はリスクが高く、脳性麻痺や精神発達遅延、視力障害など、さまざまな障害が出る可能性が指摘されています。従来の医療ではこれらの障害を改善する有効な手段がなく、リハビリで発達を促していますが、脳の損傷が大きいと発達が困難な状況となります。

Ｏちゃんは初期の治療段階において集中的に新経絡治療を行ったところ、運動機能面・知的面ともに、早期に改善効果が現れました。新経絡治療を併用することによってリハビリの効果が促進され、障害が改善した良い症例だと思われます（協力機関の鍼灸院ＢＲＡＮＬＵＮＤの症例です）。

第4章

発達障害の子どもに必要な学習支援

01

叱らず、褒める

♥叱る理由を説明する

発達障害の子どもやお母さんと接していて気になるのが、多くのお母さんがいつも子どもを叱ってばかりいる事です。発達障害のお子さんの乱暴さ、唐突さ、こだわりの強さといった特性のため、やむなく叱ってしまうことが多いのだと思います。お母さんに「お子さんを褒めてあげてください」と言うと、だいたいのお母さんは「一体、何を褒めれば良いのでしょう?」と反論されます。お母さんは、「うちの子は、何もできない」と思い込んでいるのです。

そこで少し、自分の子ども時代を思い出してください。お母さんに叱られた時、どんな気持ちでしたか？　自分を情けなく思わなかったでしょうか。子どもにとってお母さんは最愛の人であり、太陽のような人です。そのお母さんからいつも叱られていると、子どもは暗く落ち込み、萎縮してしまいます。子どもは叱られると、「叱られたこと」しか覚えていません。しかし、なぜ叱られたのか、なぜ注意されたのかを説明されると、「自分がなぜ叱られたのか」を覚えます。叱るだけでは、何も変わりません。悪いことをしたら、その理由を説明して注意することが大切です。

♥他の子と比較せず、うまくなったら褒めてあげる

運動が苦手で、縄跳びが2～3回しかできない子がいます。お母さんは、「この子は運動ができない、不器用な子だ」と思い込んでいます。しかし縄跳びは、手足と体全体の協調運動なので、結構難しいのです。縄跳びが苦手な場合、まず縄を持たずに練習します。子どもと対面する位置に立ち、子どもと一緒にシャドウ縄跳びをしましょう。これで、腕を回す速度とジャンプするタイミングを学びます。動きが良くなってきたら、縄を持って練習します。たいていは、この方法で50回くらいすぐ跳べるようになります。ここでお母さんは、「うちの子は不器用ではないのだ」と子どもを見直し、「すごい

ね」と褒めます。お母さんに褒められた子どもは、うれしくて何回も練習して、たちまち500回をクリアしてしまう例もあります。

しかし中には、50回跳べるようになっても褒めないお母さんがいます。「他の子は200回跳べるのに、この子は50回しか跳べない。他の子に比べると、まだまだ不器用だ」と思ってしまうのです。頑張って50回跳べるようになったのにお母さんが褒めてくれないので、子どもはうれしくありません。うれしくなければ練習しないので、伸びることがありません。他の子と比較せず、うまくなったら褒めてあげてください。

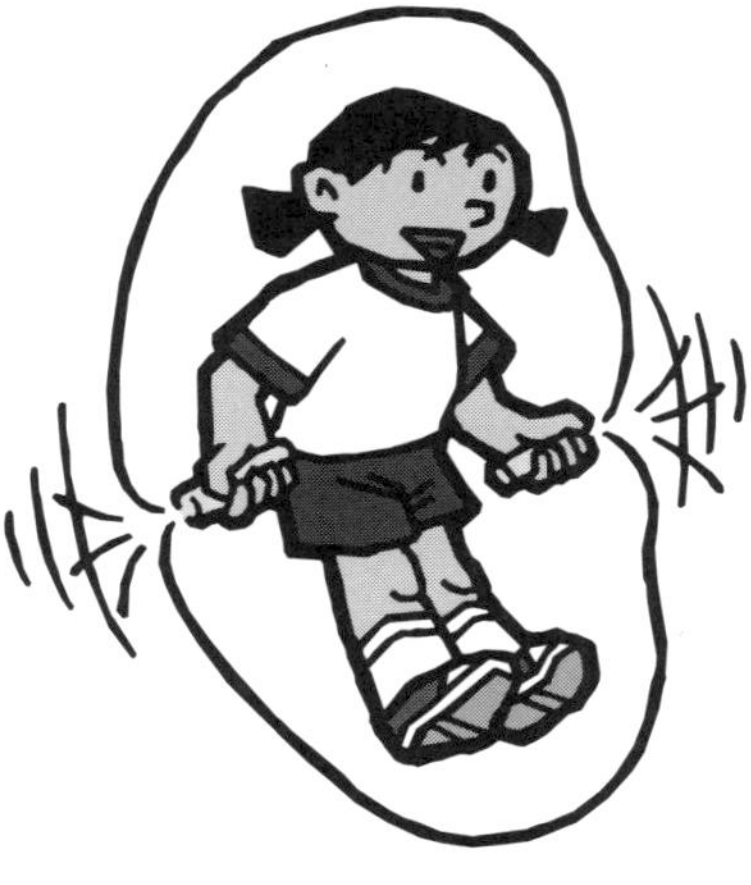

♥肯定的な言葉をかける

やらなければならないことが、10あるとします。子どもが、そのうちの2をクリアしました。このとき「まだ8もできてない」と否定的に伝えるのと、「2もできたね」と肯定的に伝えるのでは、子どもの受け止め方が真反対になります。肯定的な言葉が、子どもの意欲を引き出します。

また子どもに接する際は、笑って接してください。感情は人の姿形に影響を与えますが、良い姿形は感情に良い影響を与えます。イライラしているときに「にこっ」と笑い、良い表情で子どもに接すると、お母さんのイライラが緩和され子どもにも反映されます。

02 漢字が覚えられない子は…

♥漢字と自分の間に、つながりを見つける

小学校学習指導要領では、小学校を卒業するまでに1006個の漢字を覚えることが推奨されています。日常生活において漢字は必要不可欠ですから、「この子はどうして漢字が覚えられないのだろう」と、お母さんが焦る気持ちはよく分かります。

漢字はその成り立ちからして、一種の絵です。画像記憶の良い子どもは漢字を「絵」として覚えることができますが、短期記憶の低下した発達障害の子どもが覚えるのは大変です。また、自分の生活と関係ない漢字を詰め込まれても、子どもが覚えるわけがありません。漢字を覚えるには、自分とのつながりが大事なのです。まず自分の名前の漢字、

両親の名前の漢字、兄弟の名前の漢字、祖父母の名前の漢字…というように、子どもの身の回りの人の名前の漢字から教えてあげましょう。自分の関係した人の漢字には意味があるため、子どもも一生懸命覚えます。

♥楽しんで習えるように

子どもに「お母さんの名前の漢字を書いてごらん」と言うと、お母さんは「うちの子は、私の名前の漢字を覚えていてくれるかしら?」と興味津々です。半分不安な面持ちで、子どもが漢字を書くのをじっと見ています。子どもがお母さんの名前を漢字で書くと、お母さんは「私の名前を覚えていてくれた」と感激します。お母さんが喜ぶと、子どもは得意そうな顔をします。これで子どもは、漢字を身近で好きなものと感じるのです。漢字が覚えにくい子どもには、家族の名前や看板など身近なもの、自分の好きな電車や怪獣、魚の名前など興味のあるものから教えてあげてください。効率を求めて詰

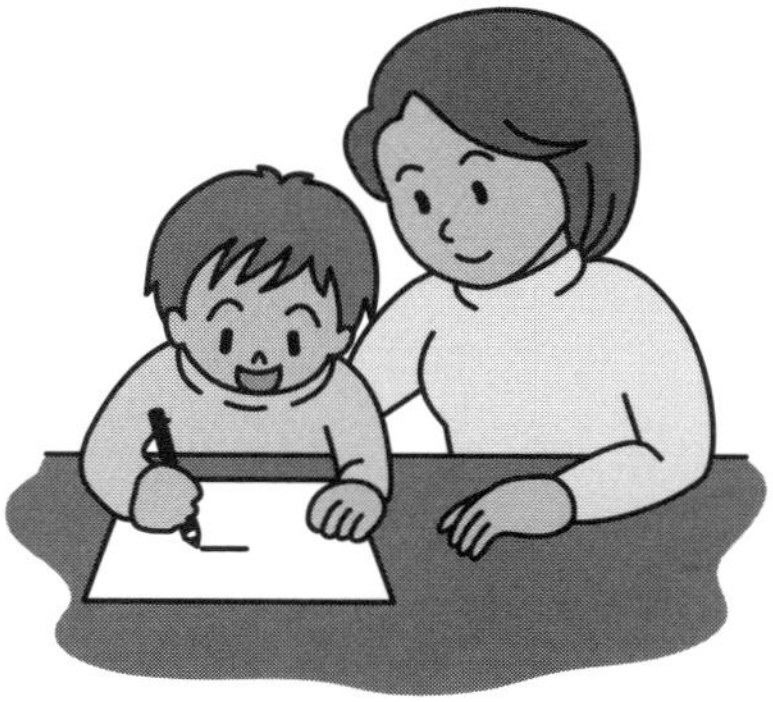

め込むと、漢字が嫌いになります。

漢字を覚えるには、習字もお勧めです。習字は筆を握って、肘を大きく動かして書くため、絵を描くように筆法を体で覚えていきます。楽しんで習えるように、漢字を教えてあげてください。

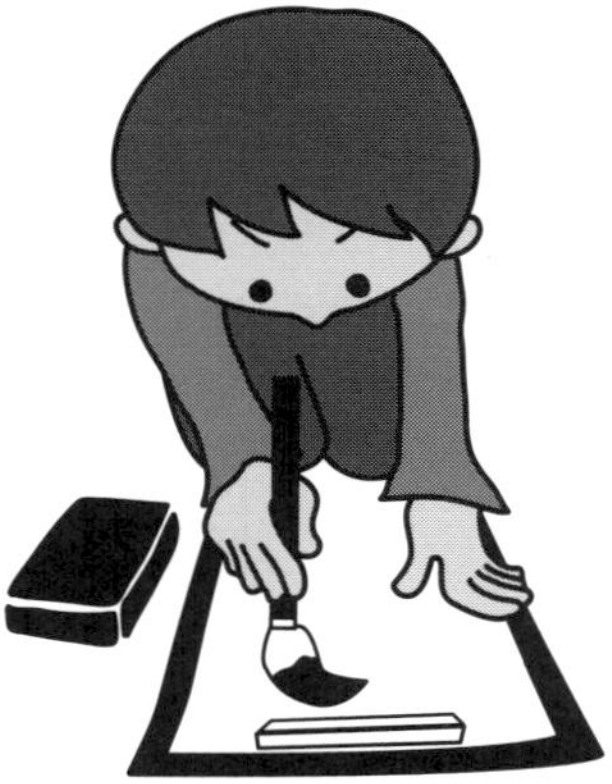

第４章：発達障害の子どもに必要な学習支援

03 算数や数字が理解できない子は…

♥具体的なもので数の概念を教える

お母さんから「うちの子は、5＋8をいつも間違えます。何度教えても、繰り上がり・繰り下がりの計算ができません」「うちの子は、算数の能力がないのでしょうか」と相談されることがあります。考えてもみてください。5とか8とかいう数字は、子どもにとっては何の意味もありません。子どもはいつも、「何でこんな計算をしなくちゃいけないのか」と思っています。それなのに、できないとお母さんに叱られて、情けない思いをします。こんな教え方をすると、算数が嫌いになります。

子どもにとって、意味のある数字とはなんでしょう。例えば15個のビスケットを、兄弟3人で分けるとします。この時、子どもの目は輝いています。少しでも多く分けてほしいと、お母さんの手元を見つめています。3人で5個ずつ分けると、子どもはビスケットをきちんと数えています。これが、数の具体的な形です。14個を3人で分ければ、余りという概念が出てきます。お金の場合には、実際のお金を見せながら異なる貨幣の単位を具体的に理解します。具体的な世界を抽象化したのが、数字という概念です。今の子どもはその歴史を飛ばしていきなり抽象的な数字を覚えさせられるため、大変なのです。数字が苦手な子には、お菓子の数やカードの枚数など、具体的なもので数の概念を教えてあげてください。数の概念が定着すれば、少し応援してあげるだけで自然と概念が発展していきます。

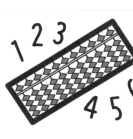

桁が分かりにくい子どもには、そろばんを習うことを勧めています。そろばんは抽象的な数字とは違い、珠が桁ごとに並んでいます。具体的なもの（珠）が目の前にあるため、桁の概念がすぐに理解できます。昔から「読み、書き、そろばん」と言いますが、これは学習の基本を示しています。計算が速くなると、先生から褒められます。先生から褒められることで、ますます算数が好きになります。褒められることは、何よりも大切です。

♥概念を生活と結びつけ、実験で理解を深める

発達障害の子どもで、「時計が読めない」という話をよく聞きます。時計は長針と短針で単位が違うため、混乱してしまうのです。また時間の流れの概念と生活が結びつかず、何回教えても間違う子が多くいます。このような場合は、具体的な生活の時間を、時計を見ながら教えてください。子どもにとって一番身近な時間は、朝起きる時間や、学校に行く時間です。「朝何時に家を出ますか?」「何時ごろに学校に着きますか?」「家から学校まで何分かかりますか?」など、時計の模型を使いながら質問すると、時間の概念がよく分かります。架空の時間で教えると、子どもは実感が湧かないため理解できません。実際に体験している時間の流れを、日常生活の中から教えてあげることが大事です。

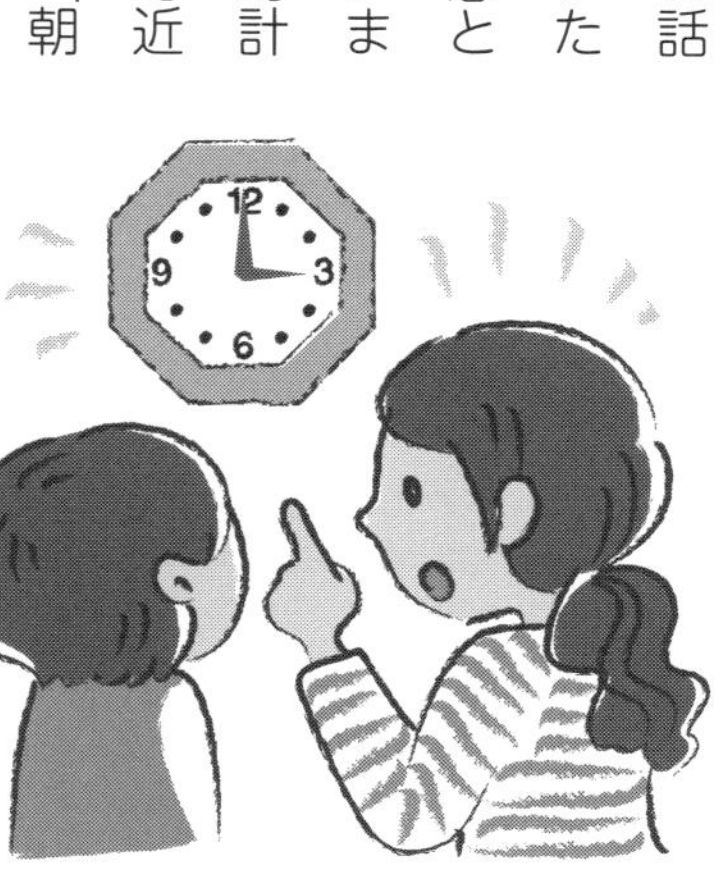

体積や容積がなかなか理解できないという話も聞きますが、この解決法は簡単です。計量カップを使いながら、お母さんの料理を手伝わせましょう。料理は科学実験と同じ

で、量・温度・時間がでてきます。挿絵では実感が湧きませんので、具体的なもので教えてあげてください。料理や片付け、掃除や洗濯などの具体的な手伝いを通して、子どもは物の加工や計量、手足の使い方を学びます。こうした具体的な認識から、抽象的な言葉へと発展します。実物から受ける視覚や手触りは、物を認識させて学習意欲を刺激します。文字や数字は抽象的なものであり、実物がその認識の基礎を作ってくれます。実物の力を信じて教えてあげてください。

04 何かを習わせたり、教えたりする時のポイント

♥親が好きなことを教える

お母さんの多くは、「私はピアノができなかったので、ぜひピアノを習わせたい」「私は算数が苦手だったので、ぜひ算数が得意になってほしい」と思っています。しかし、お母さんが苦手なことを教えても、たいていうまくいきません。なぜでしょうか。それは、お母さんが楽しんで教えていないからです。楽しんでいるかどうかは、無意識のうちに顔や声に出ます。子どもはお母さんが嫌な顔をしていると、「どうしてお母さんは、嫌なことを教えるのか」と思ってしまい、それが嫌いになります。

反対にお母さんが大好きなことを楽しみながら教えると、子どもはお母さんの顔を見

て「これはきっと、楽しいことだ」と感じ、喜んで習います。赤ちゃんは、大人の好みに反応することが分かっています。例えばお母さんがブロッコリーを見てうれしそうに反応し、トマトを見て嫌そうに顔をしかめると、この反応を学習します。これは、親を完璧な教師として信頼しているからだとされています。子どもは親の表情から、物事の善し悪しを総合評価します。子どもに何かを教えるときは、親が心から楽しんでいることから教えましょう。そうすれば子どもは、親の楽しそうな表情や言葉の響きから、「きっとこれは楽しいことに違いない」と感じ取り、興味を示します。教えることは、何も勉強に限りません。料理・歌・ピアノ・野菜作り・スポーツなど、なんでも構いません。

３章で紹介したＫくんのお母さんは習字が大好きで、Ｋくんにも習字を教えました。彼が小学校１年生で上手な字を書けるようになったのは、このような背景もあったように思います。

一つのことが上手になると、子どもに自信が付き、勉強も含めさまざまなことにチャレンジするようになります。子どもには、短所を伸ばす「短所伸長法」より、長所を伸ばす「長所伸長法」が良いと思います。

♥目標をステップ化する

いきなり目標を高くすると、子どもは「うまくできない」と自信をなくし、習得する意欲を失います。すぐにできないことは無理をさせず、目標を段階的に区切りましょう。行動を細かい段階に分けて教え、一段階ずつ確実に習得するように導けば、子どもは自信を持って先に進んで行きます。

親御さんは子ども時代に苦労して習得したのを忘れて、「こんな簡単なことが、どうしてすぐにできないの！」と思いがちです。子ども時代を思い出し、ゆっくり教えてあげてください。

♥構造化・視覚化し、具体的に伝える

発達障害のある子どもは想像力が乏しいため、暗黙の了解や不明確な指示は伝わりにくい傾向があります。他人の感情を読み取る事も苦手なので、言葉の意味を最後まで丁寧に伝えることが必要です。「きちんと片付けて」という言葉は、不明確で分かりにくいです。「このおもちゃを、この場所に置いて」というように、具体的に明示して伝え

ましょう。「1日のスケジュールを細かく定めて大きく掲示する」「部屋の中を区切って、寝る場所と遊ぶ場所を決めておく」など、視覚的に表現すれば、想像力の不足を補うのに役立ちます。手を洗う場所や食事をする場面などを写真に撮って示すと、次の行動への誘導がスムーズになります。

対人関係が苦手な子どもが多いので、あいさつや電話の対応などは、いろいろなパターンに分けて、一つひとつ丁寧に教えましょう。

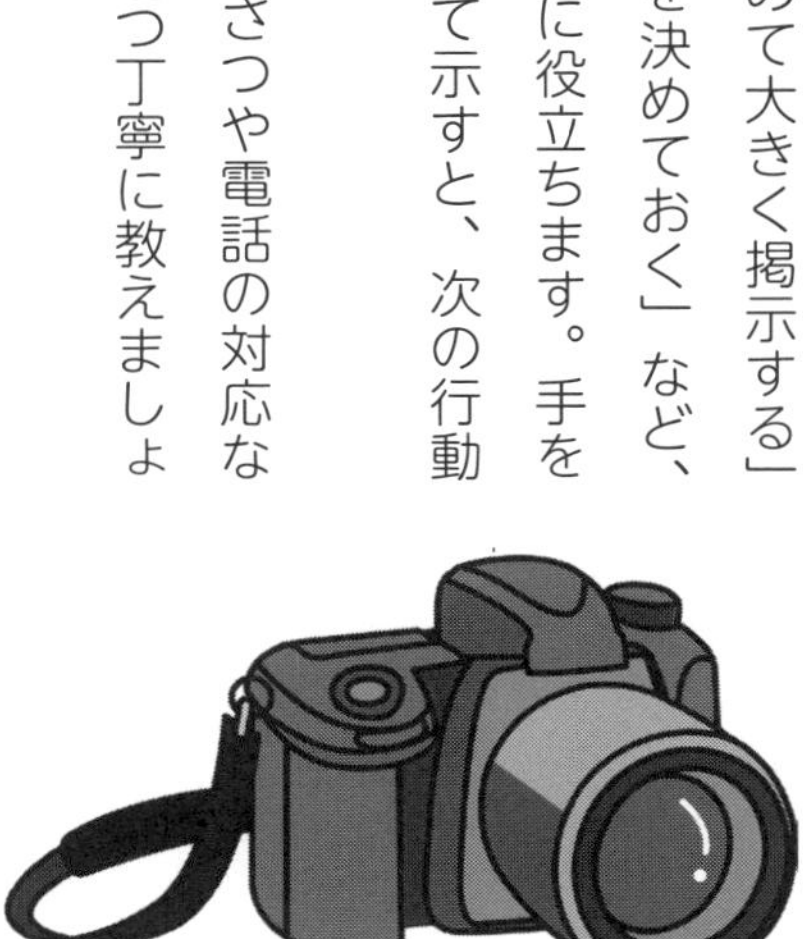

♥自ら考える習慣をつける

学習塾では効率を優先するために、先生が試験に必要なことだけを選んで、ツバメのひなに食べさせるように、かみ砕いて与えます。このように育った子どもはいつも、口を開けて餌が与えられるのを待っています。子どもたちが自主的に勉強しなくなるのは、怖いことです。近年大学でも、指示待ちで自ら行動しない学生が増えました。塾での訓練や、受験勉強の延長で、こうした学生が生まれます。彼らはマニュアル方式やチャート方式が得意で、決まったルールに従って仕事をすることはできます。しかし仕事は、マニュアルに当てはまらない例が多くあります。

社会に出ると人は、答えを塾のようにかみ砕いて教えてくれません。指示待ち人間では答えはいつまでたっても出てこず、答えを自分で探し当てなければなりません。私たちは、マニュアル学生を作ってはいけないのです。困るのは本人です。子どもにはぜひ、目に見える具体的なものから教えてあげてください。そうすれば、自ら考える習慣がつき、自然と伸びていきます。

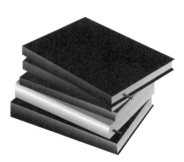

第４章：発達障害の子どもに必要な学習支援

05 本を読んであげることのメリット

♥親の肉声から言葉を覚える

お母さんに、子どもへの本の読み聞かせを勧めています。子どもは、お母さんやお父さんの肉声を聞きながら、言葉を覚えていきます。特にお母さんの声は胎児期から慣れ親しんでいるため、子どもはお母さんの声が大好きです。

また肉声は、気分によって変化します。楽しいとき、疲れたとき、イライラしているときでは、声のトーンが違います。子どもはお母さんの表情と声のトーンから、言葉の情感を習得します。変化なく繰り返すＤＶＤの視聴では、決してできないことです。本を読むときは子どものスピードに合わせて、ゆっくり・ハッキリ読んであげることが大切です。

♥聞こえていれば記憶される

お母さんの声に、子どもがじっと耳を傾けてくれるとは限りません。「本を読んであげてもウロウロするだけで、ちっとも聞いてくれない」というお母さんもいます。しかしウロウロしていても、記憶を司る海馬などには、ちゃんとお母さんの声が記憶されています。新経絡治療を受けていた高校生が、２歳のころに行ったハワイの海岸のことを突然思い出し、「波が怖かった」と語ったことがあります。まだ言葉もあまりしゃべらない小さいころの記憶でも、印象的なことはしっかり記憶されています。本を読んであげているときにウロウロしていたとしても、お母さんの声が聞こえていればしっかり記憶されるので、大丈夫です。

辛抱強く本を読み聞かせていると、子どもはやがてお母さんのそばへ寄ってきます。最初はお母さんが楽しいと思う本を、読んであげてください。そのうち子どもの方から、自分の好きな本を「読んで」と持ってくるようになります。お母さんがいろいろお話をしながら読んであげると、子どもは生涯本が好きになります。

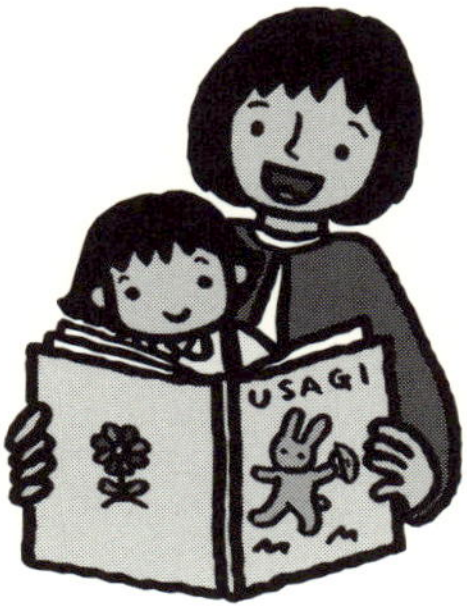

06 インターネットやゲームとの付き合い方

♥インターネットゲーム障害

近年多くのお母さんが、子どもとゲームの付き合い方について悩んでいます。パソコンやゲーム・スマホに熱中するあまり勉強がおろそかになったり、昼夜逆転生活になったりと、さまざまな弊害が出ています。朝4時まで寝室でパソコンをするため朝起きられず、不登校になったお子さんの例もあります。お母さんにパソコンを取り上げるように勧めると、「この子からパソコンを取り上げたら、死んでしまいます！」と言われる極端な例もあります。ここまで重症でないにせよ、多かれ少なかれ、現代社会にはゲーム中毒がまん延しています。診察室にゲームを持ち込み、診察中にもゲームをしてお母さんに叱られるという、大変な時代です。

２０１３年、アメリカ精神医学会は、新しい診断マニュアルＤＳＭ－５において、インターネット・ゲーム依存症を「インターネットゲーム障害（Internet Gaming Disorder）」として採用しました。インターネットからの刺激は、ドラッグ中毒を導くのと同じ快楽中枢を刺激し、脳の障害を引き起こします。10代の未熟な脳は中毒になりやすく、アメリカでも問題が深刻化しています。

１９８３年、日本のファミコンが流行し、世界へ広がりました。今日の10代から20代の若者は、驚くほど多くの電子的な娯楽にさらされ、新しい刺激に囲まれています。平均的な若者は、21歳までにゲームをおよそ１万時間プレーします。１万時

インターネット中毒の兆候

- 学校以外の時間のほとんどを、パソコンまたはゲームに費やす
- 授業中に居眠りをする
- 宿題が滞る
- 成績が悪くなる
- パソコンやゲームの使用について、本当のことを言わなくなる
- 友達と会うことより、パソコンやゲームを優先する
- 社会的な仲間から抜ける
- ゲームやパソコンに向かっていないと怒りっぽくなる
- キーボードの使いすぎで手指がしびれる
- 不眠になる
- ゲームを続けるため、食事をとらなくなる
- 身だしなみに気を配らなくなる
- 頭痛、背痛、首の痛みがある
- ドライアイや視力の悪化

（CRC Health Groupより）

間はどの分野でも、専門家になるのに必要な時間です。子どもたちは、自然に接することもなく仮想世界の中に入り込み、自分で考えることのない受け身で無駄な時間を過ごしています。ゲームの世界には、リアルな世界での新しい発見がありません。ゲームをする代わりに本を読む楽しさを知れば、人生がより豊かになります。

発達障害のお子さんは室内派が多く、自宅でゲームをして過ごす傾向があります。加えてゲームにのめり込みやすく、切り替えがしにくいため、より影響を受けやすくなります。本を読んだり運動をするなど、自分で考える能動的な遊びをお勧めします。昔のように近所の子どもが集まって野球などをする機会は作りにくいため、近所のスポーツクラブなどで他の子どもたちとの運動や交流を増やすことが大切です。多動のお子さんは運動量を増やすことで多動が緩和されますし、運動量を増やすことで粗暴な行動が減った事例もあります。

♥バーチャル世界と付き合っていくために

インターネットやメールは仕事の中にも浸透していますし、子どもたちから全てのゲームを取り上げるのは不可能です。大人は、子どもたちがインターネット中毒になることを防ぎ、バランスよくバーチャル世界と付き合えるよう監視する必要があります。まず、インターネット・メール・ゲームなどバーチャル（仮想的）な付き合いに費やす時間を制限しましょう。これが守れない場合は、携帯電話やタブレットを没収し、パソコンの使用は宿題のためだけに限定します。次に、子ども部屋からTVとパソコンを撤去します。子どもが何をしているかを容易にチェックできるようにするため、子どものパソコンはリビングなどの共有スペースに移動させます。ソフトウェア・プログラムで子どもが訪れるサイトを監視し、遮断できるようにするのもいいでしょう。

子どもを叱るときは、具体的な助言をはっきり何度でも言い聞かせます。子どもは微妙な表現から真意を汲み取ることができないので、くどいと思われても、はっきりと何度でも繰り返してください。子どもが感情を爆発させることもありますが、親が頭ごなしに怒ってはいけません。大声で叱らず、冷静さを保つことが大切です。何か言う前に10数えるようにすれば、感情的に怒鳴りつけることが減ります。大切なのは、子どもが社会から孤立せず心身ともに健康な状態で、バランスを保ちながらネットを利用することです。誘惑に満ちた世の中で子どもを育てるのは大変ですが、ちゅうちょしている暇はありません。ぜひ実行してください。

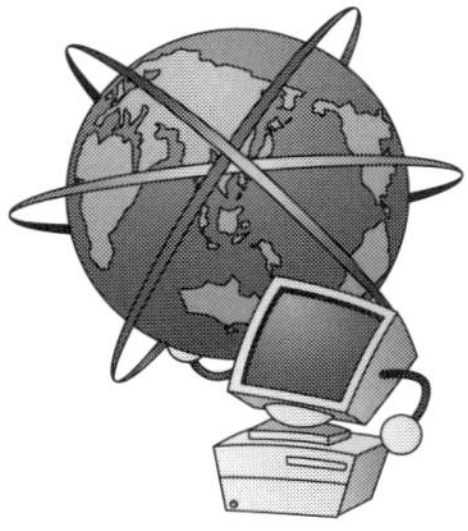

07 パニックへの対処法

♥パニックを起こさない対応を

発達障害を持つ子どもは聴覚が過敏なため、赤ちゃんの泣き声やドライヤーの音、時計や花火の音などでパニックを起こすことがあります。また臨機応変な対応が難しいため、初めてのことや急な予定変更でパニックになることもあります。こうした場面では、パニックを起こした後の対処より、パニックを起こさない対応が大切です。パニックを起こす大きな音を避けることも重要ですが、あらかじめ説明しながら徐々に大きな音に慣らすことも大切です。耳栓をして、音を和らげることも有効です。新経絡治療により、大きな音が気にならなくなった例もあります。

新しいことや急な予定変更には、家族であらかじめリハーサルを行いましょう。リハーサルを繰り返すことで本人は、新しい出来事へのイメージを持つことができます。歯の治療でいつもパニックを起こす子どもに、お母さんが何回も治療ステップのリハーサルをした結果、パニックを起こさず治療を受けられた例もあります。

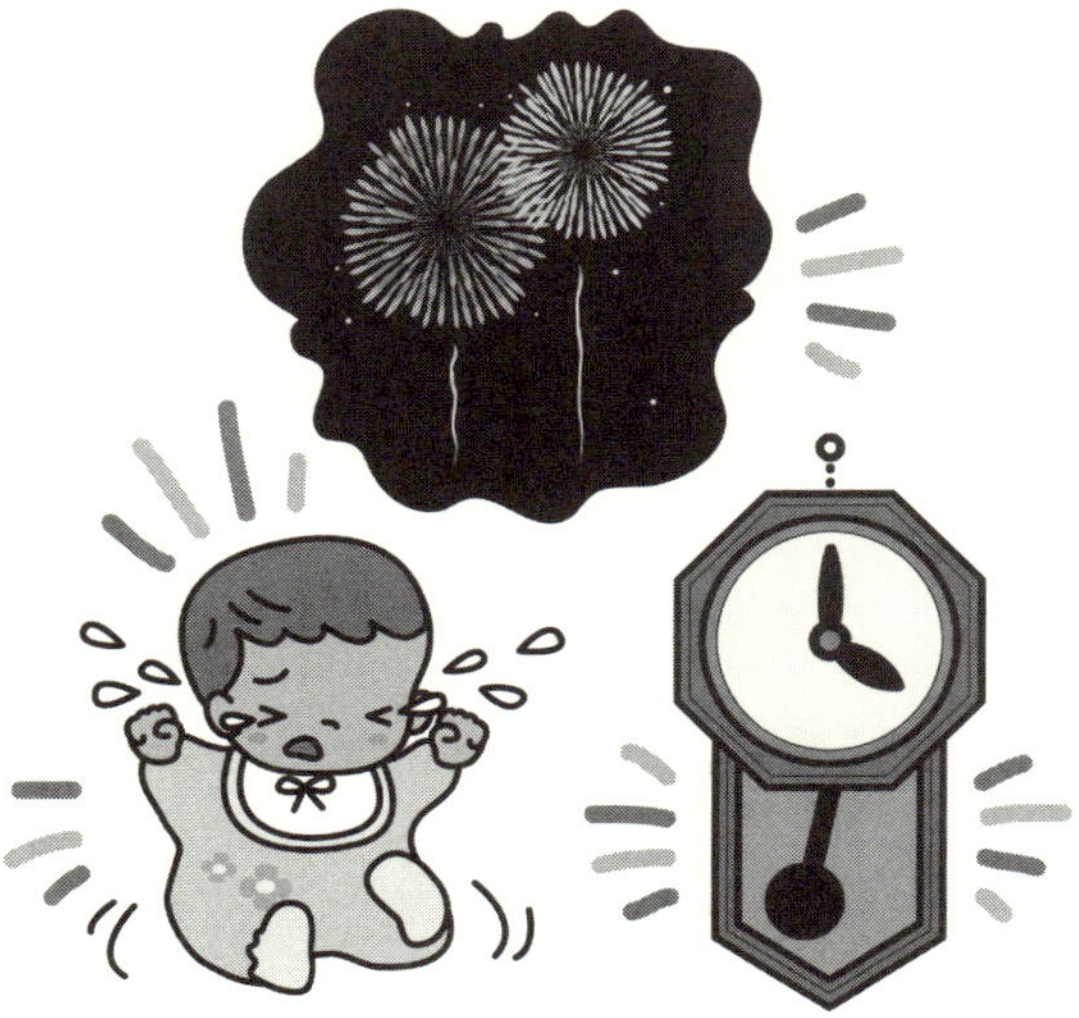

08 教育・就労現場での発達障害

♥公立小・中学校における発達障害の現状

2002年に公表された文科省の調査によると、公立小・中学校の通常学級において、6・3%の子どもが「教室での指導に困難を伴う」とされています。その中身はLD（学習障害）4・5%、AD/HD（注意欠如多動性障害）2・5%、高機能自閉症（アスペルガー症候群含む）0・8%でした（一部重複あり）。これは40人学級に2〜3人の割合という、非常に大きな数字です。

2008年の障害者白書によると、文科省の2002年調査に基づき、「発達障害者数は、義務教育段階の児童生徒1086万人のうち、6・3%程度（約68万人）」と推計していています。同様に推計すると０～24歳までの発達障害者数は１８０万人程度となり、これも非常に大きな数字です。

アメリカの小・中学校では、ＩＱ50～70相当の軽度知的障害が１～２％、自閉症・アスペルガー症候群・トゥレット症候群・小児期崩壊性障害など広汎性発達障害が０・６～１・２％、注意欠如多動性障害が３～10％、学習障害が２～10％、発達性協調運動障害が２～６％認められるという報告があります。総合すると、子どもたちの10～12％が軽度発達障害であり、通常学級にもこれらの障害を持つ子どもが10％はいると推定されています。

♥大学・大学院における発達障害の現状

近年、発達障害の大学生・大学院生が急増しています。日本学生支援機構は、発達障害の診断書を持つ学生が８年間で21倍に増えたと報告しており、障害のある大学生・大学院生に占める発達障害の学生の割合も急増しています。大学生・大学院生に占める発達障害の割合は０・１％未満としていますが、文科省は２０１２年に公立小・中学生の６・５％に発達障害があるとしていることから、その割合はもっと大きい可能性があります。

発達障害者支援法ではその第8条3項において、「大学及び高等専門学校は、発達障害の状態に応じ、適切な教育上の配慮をするものとする」と規定しています。このように大学・大学院でも発達障害への対応に変化が起こっており、大学は適切な教育上の配慮と、具体的な対応に迫られています。

発達障害の大学生・大学院生が急増（2016.4.8朝日新聞より）

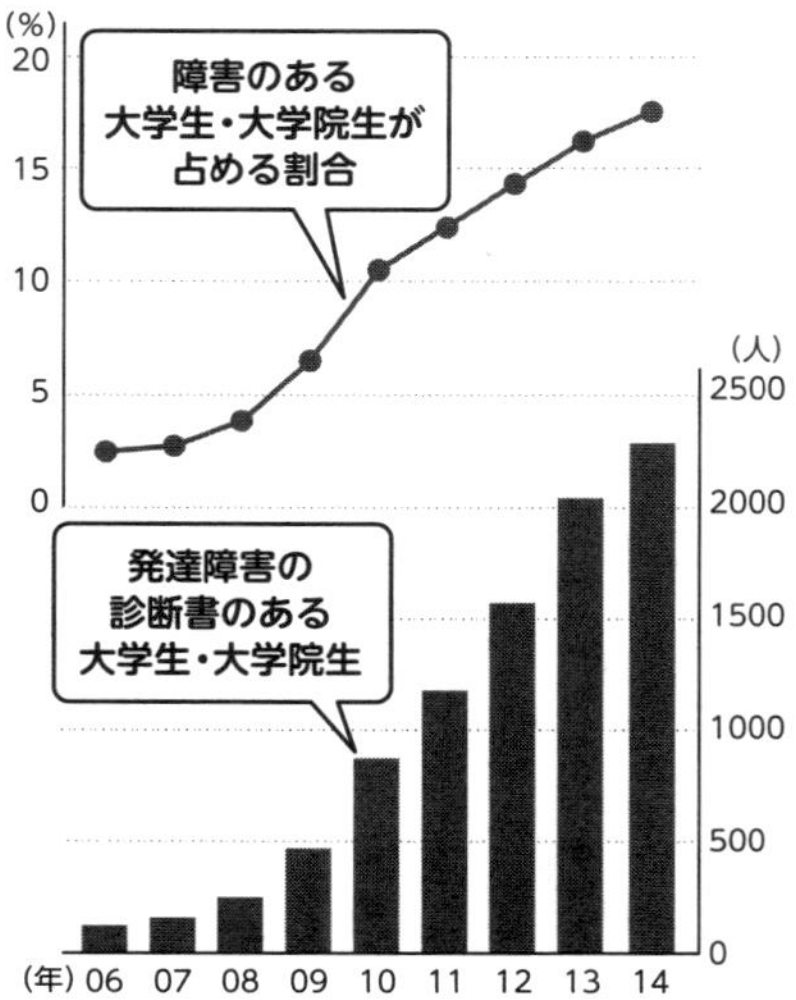

【発達障害に対する大学での対応例（文部科学省の「対応指針」より）】

・移動に困難のある学生のため、授業の教室をアクセスしやすい場所に変更
・入学試験や検定試験で、別室での受験を認める。試験時間の延長、点字、音声読み上げ機能の使用を許可
・理工系の実験などグループワークのできない学生に、個別の実験時間や実習課題を設定し、アシスタントをつける
・言葉を聞いただけでは理解の難しい学生に、絵や写真、カード、ＩＣＴ機器（パソコン、電子黒板、実物投影機など、グラフや資料を効果的に使用して授業の効率化を図る情報通信機器）を使用。回答方法の工夫などで意思を確認し、支援する

精神の成熟に何らかの問題を抱えた、いわゆる発達障害のある大学生は未熟で自立できないケースが多く、引きこもりや不登校、多重留年など、さまざまな挫折が相次いでいます。さらに問題を深刻にしているのは、経済不況と就職難です。発達障害を持つ学生の就職は非常に困難ですし、仮に就職できても順調に長く働き続けることは、さらに困難です。どの大学も就職支援部門が強化されていますが、これが発達障害者の長期的問題解決に至っているかというと、心もとない部分があります。

発達障害者に対しては、幼児期からの教育訓練が必要ですし、社会の福祉政策も強化しなければなりません。また、大卒・大学院卒の発達障害者を雇用する新たな事業の創造や、ハローワーク機能の強化も重要ではないでしょうか。わが国の発達障害の問題は、看過できない状況にあり、社会全体での支援が求められています。

第5章

発達障害を予防するために

01 妊娠・出産時の対策

これまで発達障害は、予防することができないとされてきました。しかし脳の損傷を予防すれば、発達障害も予防できます。脳を損傷しないためには、頭部外傷を避けることが非常に重要です。

妊娠・出産については個別性が強いため、具体的な対策を示すことが難しい部分があります。しかし妊娠中は母体を大事にし、可能な限り自然分娩を行うことが大切だと思います。出産には、体力が必要です。順調な妊娠・出産のためにも、普段からウオーキングなどで体を動かし、「体力の予備力」をつけておきましょう。若い人に多い無理なダイエットは体力を低下させますし、食べ過ぎによる肥満にも注意が必要です。

働いている人は無理な働き方を避け、早産のリスクを減らしましょう。Mozurkewich《モズルケヴィック》

氏らは多くの論文の集積分析から、「肉体的な要求度の高い仕事、長時間立ちっぱなしになる仕事、交代勤務と深夜労働、疲労蓄積度が高い職種が、早産に関連する」と報告しています。日本の調査でも、深夜業や９時間以上の長時間労働による早産の危険性が指摘されています。妊娠中は過度な仕事の負担を軽減して、切迫早産を予防しましょう。

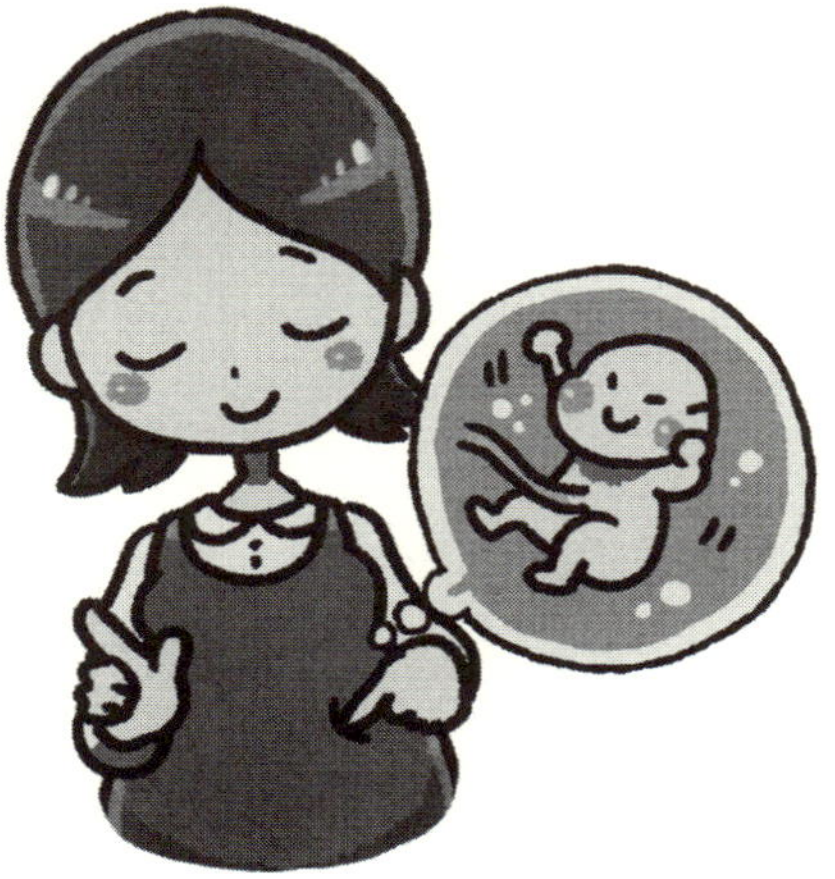

02
乳幼児期の対策

乳幼児期の頭部外傷は脳に損傷を与え、発達障害の大きな要因になります。当クリニックを受診した発達障害の子どもの約4割に、頭部外傷の既往歴がありました。頭を強く打たないよう、大人が気を付ける必要があります。頭部外傷の一次予防は、階段や高い位置の遊具、自転車からの転落を避けることが最も重要です。特に階段は落差が大きく、転落すると強い脳震盪《のうしんとう》を起こし、発達障害の要因になります。医療機関ネットワークが収拾した事故5082件のうち、491件が階段で発生してい

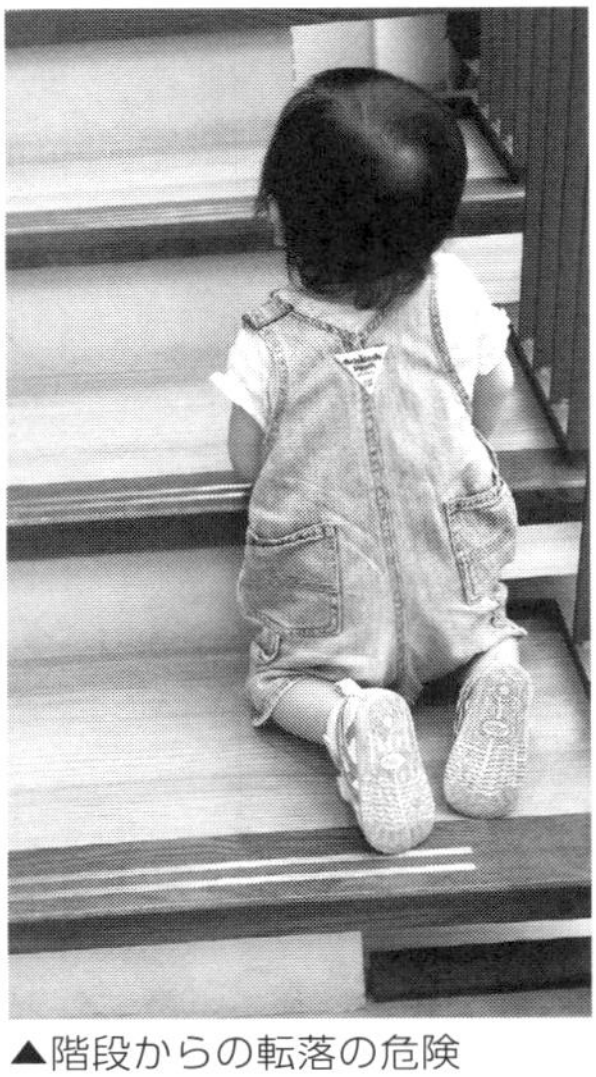
▲階段からの転落の危険

ます。そのうちの３４６件が子どもの事故で、負傷箇所は頭部や顔面であると報告されています。12歳以下の子どもに多く見られるため、乳幼児期は可能な限り1階で過ごすことが好ましいでしょう。自宅に階段がある場合は、柵などで転落を予防してください。

保育園や幼稚園の送迎に、自転車を使っているご家庭もあると思います。自転車のチャイルドシートは、かなり高い位置にあります。運転中はスピードが出ているため、自転車が転倒して子どもが転落すると、脳震盪を引き起こすほど強い衝撃が起きます。三輪車や自転車で遊んでいた子どもが、坂道を下って石垣に激突する事例も少なくありません。

子どもの事故件数（医療機関ネットワークより）

事故の場所	件数
階段	346
テーブル	282
自転車（転倒）	181
ドア	145
ベッド	137
ソファ	116
椅子（転倒・転落）	115
床	91
テレビ台	91
自転車（接触、衝突）	61

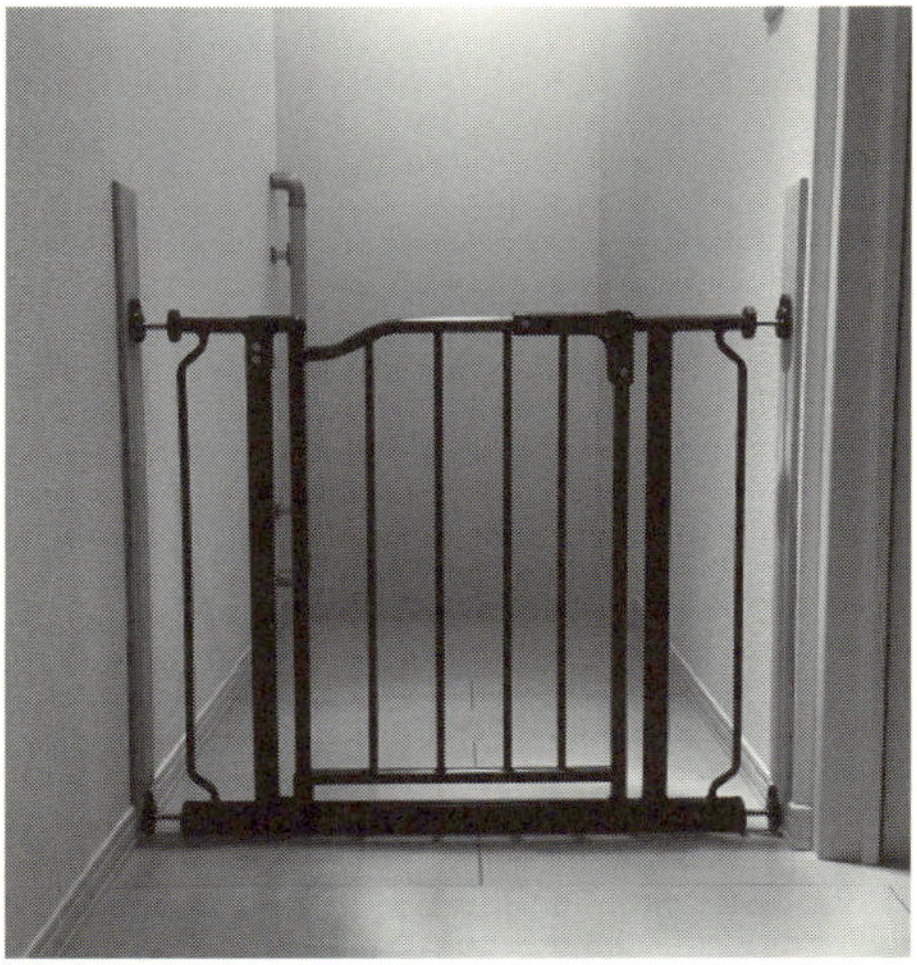

▲階段には安全柵を設置しましょう

安全運転を心掛けるのはもちろんですが、脳損傷を予防するためにヘルメットを着用しましょう。自転車は転倒の危険性が高いため、転倒リスクの低い三輪自転車がお勧めです。

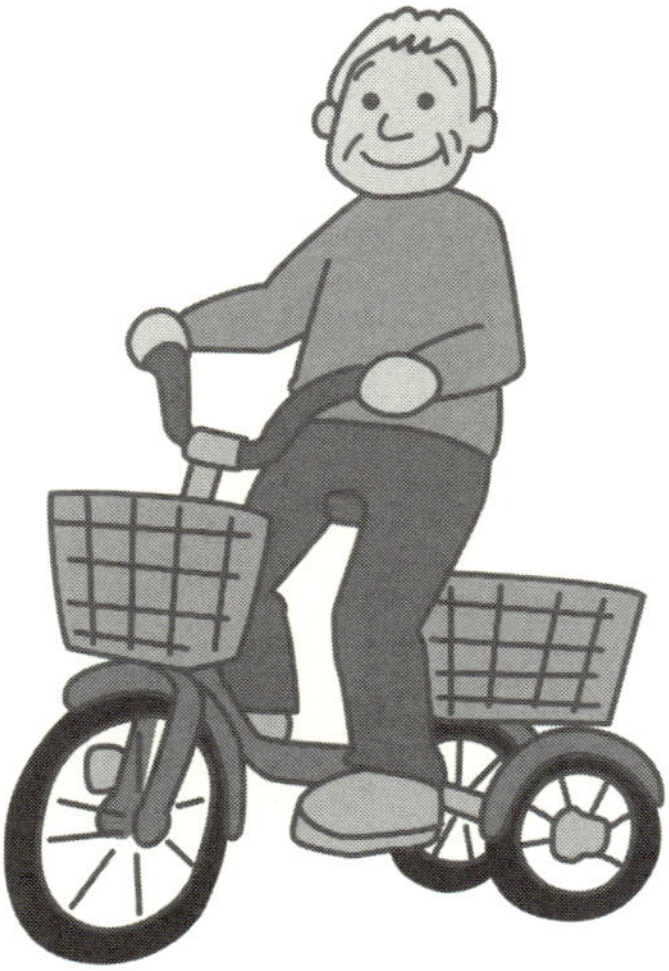

▲転倒リスクを避けるために、三輪自転車を勧めます

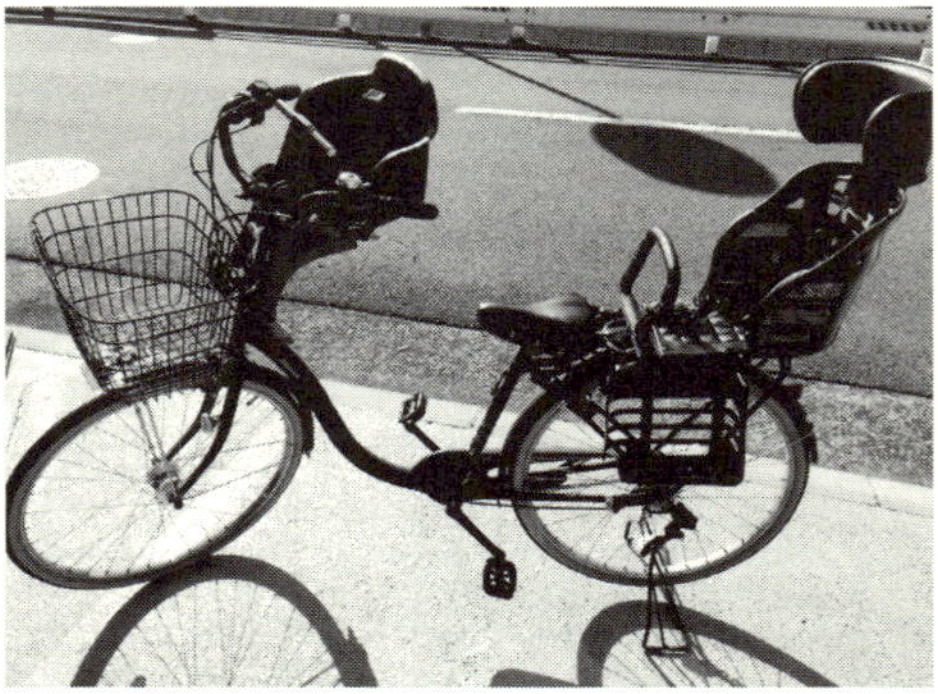

▲自転車の前後に子どもを乗せると、ハンドルが不安定になり転倒リスクが高まります

03
発達障害と頭部損傷の関係性

♥軽度外傷性脳損傷について

発達障害には多くの因子が関与していますが、特に注目されているのが周産期および幼児期の脳の損傷です。発達障害の治療医として著名なアメリカの医師、Robert《ロバート》 C. Fulford《フルフォード》医師は、発達障害の要因として、出産時の頭部外傷や幼児期の頭部外傷を指摘しています。

近年、むち打ち損傷などの頭部外傷は、頸椎だけでなく脳の広い範囲を損傷することが分かってきました。1940～1980年にかけて行われた動物実験では、むち打ち損傷により、脳神経にびまん性（病変がはっきり限定できず、臓器全体など広範囲に広がっている状態）損傷が起こることが確認されています。外傷時の症状が軽度でも、その後に高次脳機能障害などの脳神経症状を起こす例も多く報告されています。さらに軽度外傷性脳損傷の7～33％は慢性化して脳神経症状が残り、中には症状が進行する例も報告されています。石橋氏は軽度外傷性脳損傷で合併する障害として、てんかん・高次脳機能障害・小脳機能障害が見られることを報告しています。高次脳機能障害については、記憶・理解機能の低下、集中・注意力の低下、遂行能力の低下、性格の変化などが見られます。もし発達時期である乳幼児期に頭部外傷を起こせば、外傷自体は軽度でもその後、発達障害を引き起こす可能性があります。小児や若年者は、遊具や階段からの転落やスポーツなどで、軽度外傷性脳損傷が発生する可能性が高まります。損傷が慢性化すると、罹患後長い年月にわたって患者を苦しめることから、軽度外傷性脳損傷の予防が、現代社会における大きな課題であると、石橋氏は述べています。

♥頭部外傷による脳損傷の仕組み

頭を強く打ったとき、脳はどのように損傷を受けるのでしょう。スポーツによる脳震盪の研究を参考に、仕組みを紹介しましょう。

頭を強く打つと、脳の神経線維が急速に伸ばされたり、剪断《せんだん》力（脳に回転力が加わり、脳の各組織がずれる力）が働きます。これにより脳神経の神経伝達物質が過剰に放出され、神経細胞の反応が非常に活発になります。このため、頭痛・疲労感・気分の変化・頸部痛・吐き気・嘔吐・めまい・かすみ目・平衡障害・光過敏・音過敏・集中力障害・もうろう感・記憶障害・反応の鈍さ・感情不安定・混乱・傾眠・不眠・不安感・悲哀・健忘といった、脳震盪の症状が起こります。脳震盪によって損傷を受けた神経細胞は、修復により回復しますが、少数の神経細胞は変性壊死します。

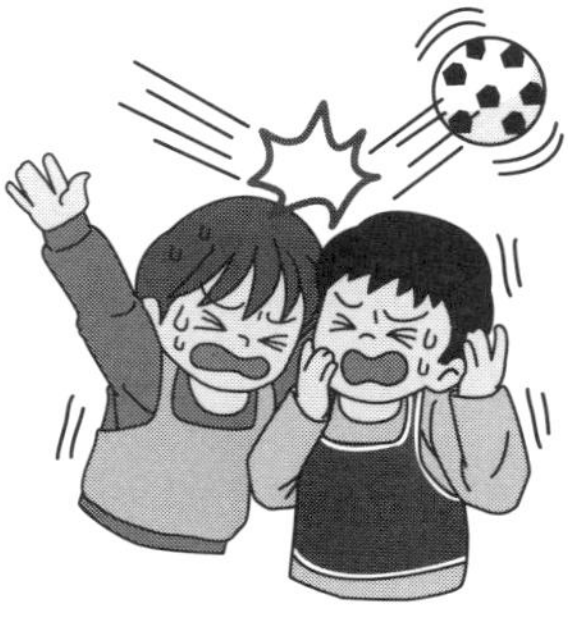

損傷した神経は、修復過程でブドウ糖を消費します。実験的な脳震盪では、神経の修復過程でエネルギー（ブドウ糖）の需要供給のアンバランスが確認されています。脳の血流の変化がないのに細胞内のブドウ糖の消費量が増えるので、ブドウ糖の需要供給のバランスが崩れるのです。つまり脳震盪後にはブドウ糖の欠乏により、脳内の神経細胞の代謝が弱まる期間が存在し、この時期に脳の安静が図られなければ脳細胞の損傷が引き起こされるのです。

神経細胞の修復には、数日から数週間かかります。臨床的には、1～2週間以内にエネルギー消費と代謝が正常化し、軸索機能や神経伝達物質の放出が正常レベルに近づくと見られています。脳震盪を受けたほとんどの患者さんは急速に回復しますが、スポーツによる脳震盪の10～20％は症状が残り、特に小児や思春期は症状が残りやすいとされています。脳震盪を起こしたらすぐにスポーツに復帰せず、日常生活でも認知的休養（脳休み）を取るよう勧められています。

手足を捻挫すると、痛いので安静にします。しかし脳神経は損傷しても痛くないため、症状を軽く見て安静が保たれないケースが多く見られます。また手足の組織とは異なり、脳は知的作業で大きなエネルギーを消費します。体は安静にしていても知的作業（パソコン、ゲームなど）をしていると、脳の安静が保たれず神経細胞の修復が阻害され、損傷が進行します。このような脳の特性が、脳震盪による脳損傷を二次的に悪化させることを認識してください。

♥外傷性発達障害

当クリニックで発達障害と診断された患者のうち、37％の子どもに頭部外傷歴が認められました。このうち頭部外傷と、発達障害の発症・悪化の時間的関連が認められる症例は約半数で、高機能自閉症が多い結果でした。頭部の激しい損傷によって高次脳機能障害を起こして発達障害を引き起こす場合もありますが、Van《ファン》 Krevelen《クレイフルン》氏は「高機能自閉症の要因のある人が頭部に外傷を受け、高機能自閉症が顕在化・悪化する症例もある」と報告しています。

英オックスフォード大学のSeena《シーナ》 Fazel《ファゼル》氏らのチームは、25歳までに外傷性脳損傷を1回以上受けた経験がある、1973～1985年生まれのスウェーデンの子どもおよび若者ら約10万人を対象に調査を実施。脳損傷を受けたグループと、損傷を受けていないそれぞれの兄弟の比較を行い、41歳を上限とする成人期まで追跡調査を行いました。その結果、チームは、「外傷性脳損傷により、早死、精神科への入院、精神科への外来通院、障害年金などの受給、低学歴など、将来的なリスクが高いことが判明した」と述べています。

スウェーデンの保健記録100万人分以上に基づく分析によると、約9%の若者が生

頭部外傷の主な原因分類（n=53）

順位	分類	人数	%
1	階段から転落	13	24.5
2	遊具から転落	6	11.3
2	椅子から転落	6	11.3
2	転倒	6	11.3
5	自転車から転落	5	9.4
6	衝突	4	7.5
7	抱いていて落ちる	3	5.7
8	縁側・窓から転落	2	3.8
8	スポーツ	2	3.8

涯で何らかの外傷性脳損傷を経験すると述べています。このように若い時期の外傷性脳損傷は、長期にわたってその人の発達やメンタルヘルスに影響することが示されています。わが国ではこのような研究はまだ行われていませんが、その深刻な影響に注目して系統的な研究を行うことが必要です。

04 新経絡という治療法

♥日本新経絡医学会について

医療の世界では1980年以降、慢性疾患などにおける西洋医学の限界を補う、代替医療が注目されています。代替医療には、鍼、漢方、アーユルヴェーダなどがあり、欧米ではプライマリ・ケアとして国民医療に貢献しています。日本新経絡医学会は、新経絡治療をはじめとした代替医療をわが国の国民医療、および産業保健へ導入し、その活動を豊富化し、将来の統合医療の一翼を担うために創設されました。

日本新経絡医学会では、新経絡をはじめとした代替医療（漢方、食事療法、福祉工学など）の学術的な充実と発展およびその普及を図り、難治性疼痛疾患、難治性疾患、および発達障害の予防・治療に取り組むことで、さまざまな人が生涯現役で活動できるよう支援することを目的としています。

新経絡治療は、神経や血管とは独立した「経絡」という全身ネットワークのエネルギーの流れを調整して、疼痛を治し、健康の回復を促す治療法です。これにより従来の医療では回復が困難だった難治性疼痛（帯状疱疹《ほうしん》後神経痛、ＣＲＰＳ、脊柱管狭窄症など）、難治性疾患（アトピー性皮膚炎、花粉症、気管支ぜんそく、顔面神経麻痺、神経損傷など）、難治性中枢疾患（発達障害、認知症、うつ病など）の予防や治療のための、学術的な研究を進めています。入会案内は、学会ホームページからダウンロードしてください。

学会事務局／友和クリニック
〒732-0827　広島市南区稲荷町5-4山田ビル2F
☎082-263-0850
日本新経絡医学会ＨＰ　http://new-keiraku.jp

♥新経絡セミナーの紹介

日本新経絡医学会では２００６年より、医療関係者（医師、歯科医師、看護師、保健師、理学療法士、鍼灸師、あんまマッサージ師、柔道整復師など）を対象に、月2回の新経絡治療のセミナーを行っています。座学と実技を組み合わせたセミナーで、これまで200人以上が受講しました。広島・沖縄・京都の会場をネットで中継し、3箇所同時開催しています。


〈初級セミナー（5回）〉頸肩腕痛、肘痛、腰痛、膝痛などの局所疾患の治療法を習得します。

〈中級セミナー前期（5回）〉頸椎ヘルニア、腰椎ヘルニア、帯状疱疹後神経痛など、難治性の脊椎疾患を中心に治療法を習得します。

〈中級セミナー後期（5回）〉CRPS（複合性局所疼痛症候群）、脊柱管狭窄症、アトピー性皮膚炎、耳鳴りなどの難治性疾患の治療法を習得します。

〈上級セミナー（5回）〉脳血管障害、パーキンソン病、自律神経失調症など、難治性の上位中枢神経疾患の治療法を習得します。


広島のセミナーは、㈲ウド・エルゴ研究所（広島市南区稲荷町5-11-1002 ☎082-568-7553）にて行います。沖縄および京都の会場については、お問い合わせください。セミナーの申し込みは、学会ホームページまたは友和クリニックまで。

♥おわりに

新経絡治療は、発達障害における知的・運動的・心理的・認知的な側面での発達に対して、幅広い改善効果を認めます。世界保健機構（WHO）は、うつ病・不眠症・脳卒中などの中枢神経障害に対して鍼治療の科学的効果を認め、推奨しています。またアメリカ・ドイツ・フランス・イギリスなどでは、鍼治療に対する科学的検討が行われ、医療としての地位を確立しています。

日本でも東京大学リハビリテーション科や、埼玉医科大学東洋医学科など、20の大学附属病院の外来で鍼治療が導入されており、今後さらにその応用が広がると考えられます。また、自閉症に対する鍼治療の有効性を実証する論文も、報告されています。

発達障害の新経絡治療や教育などについてご相談がありましたら、友和クリニック（広島市南区稲荷町）、鍼灸院BRANLUND（京都市下京区永倉町）までどうぞ。日本新経絡医学会のホームページからの問い合わせにも、対応しています。この本の出版が、発達障害のお子さんや、その親御さんのお役に立てれば幸いです。

２０１８年６月吉日

参考文献

1）高橋三郎、大野裕（監訳）：DSM－5精神疾患の診断・統計マニュアル、医学書院、p 73-76、医学書院
2）小池季、伊藤雄一、シーガルヤコビー、川合規文、ドローンヤコビー、ナオミジョスマン、北村喜文、ウェイス、岸野文郎：発達性協調運動障害（DCD）の診断とリハビリのためのインタフェースに関する検討、日本バーチャルリアリティ学会第12回大会論文集、2007.
3）遠城寺宗：遠城寺式乳幼児分析的発達検査法、慶応義塾大学出版会、1977.
4）N. Watemberg, N. Waiserberg, L.Zuk, T.Lerman-Sagie：Developmental coordination disorder in children with attention-deficit–hyperactivity disorder and physical therapy intervention, Developmental Medicine & Child Neurology, Vol.49, Issue 12, 920-925, 2007.
5）D GREEN,T CHARMAN,A PICKLES,S CHANDLER,T LOUCAS,E SIMONOFF,G BAIRD：Impairment in movement skills of children with autistic spectrum disorders, Developmental Medicine & Child Neurology, Vol.51, Issue 4,311-316, 2009.
6）Imke L.J. Adams, Jessica M. Lust, Peter H. Wilson, Bert Steenbergen：Compromised motor control in children with DCD：A deficit in the internal model?—A systematic review, Neuroscience and Biobehavioral Reviews 47, 225-244, 2014.
7）E.Reynolds, Melissa K.Licari, JacBillington, YihuiChen, LisaAziz-Zadeh, JulieWerner, Anne M.Winsor, MichaelBynevelt：Mirror neuron activation in children with developmental coordination disorder：A functional MRI study, International Journal of Developmental Neuroscience, Vol.47, Part B, December,309-319, 2015.
8）千住淳：社会脳とは何か、新潮新書、2013.
9）S.J. ブレイクモア、U. フリス：脳の学習力、子育ての教育へのアドバイス、乾敏郎、山下博志、吉田千里訳、岩波書店、p153-154、2008.
10）ウタ・フリス：ウタ・フリスの自閉症入門、神尾陽子監訳、華園力訳、中央法規、2012.
11）M. Hoogman, et. al.：Subcortical brain volume differences in participants with attention deficit hyperactivity disorder in children and adults: a cross-sectional mega-analysis, http://dx.doi.org/ 10.1016/ S2215-0366(17)30049-4, 2017.
12）F.Xavier Castellanos et. al.：Quantitative Brain Magnetic Resonance Imaging in Attention-Deficit Hyperactivity Disorder, Arch Gen Psychiatry, 53(7), 607-616, 1996.
13）F Lhemitte：'Utilization behaviour' and its relation to lesions of the frontal lobes, Brain 106(Pt2)：237-55, 1983.
14）齋藤万比古編著：発達障害が引き起す二次障害へのケアとサポート、学習研究社、2009.
15）アメリカ教育省、1977～2004年度報告書
16）独立行政法人　日本学生支援機構のホームページ　https://www.jasso.go.jp
17）秋田大学保健センターホームページ
18）安藤寿康：遺伝と環境の心理学、培風館、2014.
19）Dr. Maimburg, Dr. Levy：Jaundice in Newborns Linked to Autism, Pediatrics, Published online October 11, 2010.
20）木原秀樹、中野尚子：早産・低出生体重児のより良い発達を支援するために、ベビーサイエンス、9、2-23、2009.
21）水谷栄彦、南龍寿：妊娠中毒症と早産の最新ホルモン療法―胎児は今の薬で大丈夫か？―、

静岡学術出版事業部、2013.
22) Frank R. Witter, MD ; Andrew W. Zimmerman, MD ; James P. Reichmann, MBA ; Susan L. Connors, MD : In utero beta 2 adrenergic agonist expose and adverse neurophisiologic and behavioral outcomes, American Journal of Obstetrics & Gynecology, December 2009, 553-559,2009.
23) Langley K, Rice F, van den Bree MB, et al : Maternal smoking during pregnancy as an environmental risk factor for attention deficit hyperactivity disorder behavior. A review. Min Pedatr 57 : 359-371,2005.
24) Neuman RJ, Lobos E, et al. Prenatal smoking exposure and dopaminergic genotypes interact to cause a severe ADHD subtype. Biol Psychiatry 61 : 1320-1328, 2007.
25) 加藤正行：妊婦の受動喫煙と胎児、子供への影響、第 112 回　日本小児科学会学術集会総合シンポジウム「子供と喫煙」 3、禁煙科学 4 巻 03-P3、2010.
26) 木村－黒田純子、黒田洋一郎：自閉症・ADHD など発達障害の原因としての環境化学物質―遺伝と環境の相互作用と農薬などの曝露による脳神経系、免疫系の撹乱―、臨床環境医学（第 23 巻第 1 号）1-13、2014.
27) Bouchard MF, Bellinger DC, et al. Attention-deficit/hyperactivity disorder and urinary metabolites of organophosphate pesticides. Pediatrics 125 : e1270-1277,2010.
28) Roberts JR, Karr CJ. Pesticide exposure in children.Pediatrics 130:e1765-1788, 2012.
29) ロバート・C・フルフォード、ジーン・ストーン：いのちの輝き－フルフォード博士が語る自然治癒力―、上野圭一訳、翔泳社、東京、1997.
30) アンドルー・ワイル：癒す力、治る力―自発的治癒とは何か、角川文庫ソフィア、1998.
31) 石橋徹：軽度外傷性脳損傷、金原出版、東京、2009.
32) Genmarelli TA, Thibault LE, Adams JH, Graham DL, Thompson CJ, Marcincin RP: Diffuse axonal injury and traumatic coma in the primate. Ann Neural 12:564-574, 1982.
33) Povlishock JT, Becker DP, Cheng CLY, Vaugham GW:Axonal change in minar head injury. J Neuropathol Exp Neural 42 : 225-242, 1983.
34) Traumatic Brain Injurty ACT of 1996 Overview : http//www.tbihelp.org/tbi_act of_1996htm.
35) Traumatic Brain Injurty ACT of 2008 Overview : http//www. nashia.org/ pdf/ tbiactof_2008_history_08pdf # search='Traumatic% 20Brain% 20Injury% 20Act'
36) Caroll LJ, Cassidy JD, Holm L, Kraus J, Coronado VG : Methodological issues and research recommendations for mild traumatic brain injury : the WHO collaborating centre task force on mild traumatic brain injury. J Rehabil Med Suppl 43 : 113-125, 2004.
37) Ross Zafonte : Diagnosis and Management of Sports-Related Concussion: JAMA,July 6, Vol 306, No.1,79-86, 2011.
38) 仲田和正：スポーツによる脳震盪の診断治療、西伊豆早朝カンファランス、2011.
39) Van Krevelen, D.A. : Early infantile autism and autistic psychopathy. Journal of Autism and Childhood Schizophrenia、I, 82-86, 1971.
40) Amir Sariaslan,　David J. Sharp, Brian M. D'Onofrio, Henrik Larsson, Seena Fazel : Long-Term Outcomes Associated with Traumatic Brain Injury in Childhood and

Adolescence：A Nationwide Swedish Cohort Study of a Wide Range of Medical and Social Outcomes, J. Pmed.1002103, 2016.
41）宇土博：代替医療と産業保健―作業関連性腰痛の予防と治療について、第21回日本産業衛生学会　産業医・産業看護全国協議会　講演集、78-79、2011.
42）茂原仁：慢性腰痛への新経絡治療の効果、第21回日本産業衛生学会　産業医・産業看護全国協議会　講演集、80-81、2011.
43）桑原寛明：段ボール箱配送作業で発症した半月板損傷における経絡治療例の報告、第21回日本産業衛生学会　産業医・産業看護全国協議会　講演集、82-83、2011.
44）中谷敦：東北震災時の職場での新経絡治療の応用、第21回日本産業衛生学会　産業医・産業看護全国協議会　講演集、84、2011.
45）平郡恵子：新経絡治療の皮膚疾患への応用－主に尋常性疣贅について－、J. Japan New Meridian Medicine Vol.1, 45-47, 2012.
46）鷲尾文郎、宇土博：新経絡治療による手掌多汗症治療の可能性、J. Japan New Meridian Medicine Vol.1, 48-49, 2012.
47）中谷敦：産業保健への新経絡治療の応用、J. Japan New Meridian Medicine Vol.1, 50-52, 2012.
48）茂原仁、萩野利赴、中村秀也、茂原治：ベル麻痺への新経絡療法の効果、J. Japan New Meridian Medicine Vol.1, 53-56, 2012.
49）北原照代、大給利彦、桑原寛明、宇土博：新経絡療法の集中治療により著明に改善した頸肩腕障害の一例、J. Japan New Meridian Medicine Vol.1, 57-59, 2012.
50）宇土博：てんかんの新経絡治療中に頭蓋骨腫瘍が消失した1症例の報告、J. Japan New Meridian Medicine Vol.1, 60-63, 2012.
51）三橋徹：難治性疼痛症における疼痛の訴えと握力、J. Japan New Meridian Medicine Vol.1, 64-65, 2012.
52）濱田賢治：統合マインドの医療－沖縄コミュニティのチャレンジ－、J. Japan New Meridian Medicine Vol.1, 66-67, 2012.
53）平郡恵子：新経絡治療が奏効したハント症候群の1例、J. Japan New Meridian Medicine Vol.2, 89-90, 2013.
54）鷲尾文郎、宇土博：新経絡治療による手掌多汗症治療の可能性　第2報、J. Japan New Meridian Medicine Vol.2, 91, 2013.
55）中谷敦：復職後にCRPSを発症した脛骨高原骨折の一例、J. Japan New Meridian Medicine Vol.2, 92-94, 2013.
56）茂原仁：血液透析療法とその合併症に対する新経絡医学の展望、J. Japan New Meridian Medicine Vol.2, 95, 2013.
57）三橋徹、竹西朝子：難治性頭頸部外傷症候群の一例、J. Japan New Meridian Medicine Vol.2, 100, 2013.
58）ブランランド由衣：発達障害に対する新経絡治療の効果、J. Japan New Meridian Medicine Vol.2, 101-103, 2013.
59）宇土博：学習障害・発達障害の予防と新経絡治療、J. Japan New Meridian Medicine Vol.1, 23-37, 2012.
60）宇土博：小児てんかんに伴う発達障害の予防と新経絡治療について、J. Japan New Meridian Medicine Vol.2, 25-82, 2013.
61）宇土博：学習障害・発達障害の予防と新経絡治療 -III- 高機能自閉症・アスペルガー症候群を

中心に一、J. Japan New Meridian Medicine Vol.3, 19-58, 2014.
62）平郡惠子：新経絡治療が奏効した帯状疱疹の症例、J. Japan New Meridian Medicine Vol.3,77-78,2014.
63）中谷敦：脊柱管狭窄症への治療効果、J. Japan New Meridian Medicine Vol.3,79-81,2014.
64）北原照代、ブランランド由衣：集中的な新経絡治療と全身運動実施にて改善し職場復帰した頸肩腕障害・腰痛の一事例、J. Japan New Meridian Medicine Vol.3,82-85,2014.
65）三橋徹：頸肩腕障害の新経絡治療、J. Japan New Meridian Medicine Vol.3,90-91、2014.
66）ブランランド由衣：学習障害・発達障害に対する新経絡治療の効果、J. Japan New Meridian Medicine Vol.3,92-95, 2014.
67）溝渕淳：学習障害や発達障害の現状と支援　社会福祉の視点から、J. Japan New Meridian Medicine Vol.3,99-100, 2014.
68）本部千博：眼科領域における統合医療―視力回復法を中心に―、J. Japan New Meridian Medicine Vol.4, 77-79, 2015.
69）平郡惠子：新経絡治療が奏効したNSAIDsによる皮膚障害例、J. Japan New Meridian Medicine Vol.4,83, 2015.
70）中谷敦：外傷性脳症　発達障害、前頭葉てんかんが疑われた一例、J. Japan New Meridian Medicine Vol.4,84-86, 2015.
71）出田祐久：患者のQ.O.L.改善と新経絡治療、J. Japan New Meridian Medicine Vol.4,89-92,2015.
72）井口洋子：中心性網膜症が改善した1症例、J. Japan New Meridian Medicine Vol.4,93-95,2015.
73）金田卓也：IgG4関連眼疾患症例における新経絡治療の効果、J. Japan New Meridian Medicine Vol.4,96-97,2015.
74）三橋徹：難治性頭頸部外傷症候群（軽度外傷性脳損傷）の１例（第２報）、J. Japan New Meridian Medicine Vol.4,98,2015.
75）ブランランド由衣：学習障害・発達障害に対する新経絡治療の効果、J. Japan New Meridian Medicine Vol.4,99-100,2015.
76）平郡惠子：皮膚科診療と新経絡治療例、J. Japan New Meridian Medicine Vol.5,101-107,2016.
77）宮西圭太：整形外科領域における新経絡治療の経験、J. Japan New Meridian Medicine Vol.5,108-109,2016.
78）倉橋徹：自動車追突状況の違いによる外傷性頚部症候群の患部選択と新経絡治療、J. Japan New Meridian Medicine Vol.5,112-116,2016.
79）三橋徹：再就職に新経絡治療が有効と考えられた難治性疼痛症例、J. Japan New Meridian Medicine Vol.5,117-118,2016.
80）北原照代、宇土博：新経絡療法により改善した「ばね指」（弾発指）の２事例、J. Japan New Meridian Medicine Vol.5,119-121,2016.
81）小林由美、菊地瞳、後藤晴香、粟野純平、金田卓也：立ち作業中の下肢疲労対策における新経絡治療の効果の検討―手術室器械出し看護師の下肢疲労・むくみ対策として―、J. Japan New Meridian Medicine Vol.5,122-124,2016.
82）ブランランド由衣：学習障害・発達障害に対する新経絡治療の効果―V、J. Japan New

Meridian Medicine Vol.5,125-126,2016.
83) 宇土博:学習障害・発達障害の原因と新経絡治療―幼児期の頭部外傷に伴う発達障害を中心に、第1報―　J. Japan New Meridian Medicine Vol.4, 25-74, 2015.
84) 宇土博：学習障害、発達障害の予防と新経絡治療―V―新経絡治療の進学、就職に与える効果を中心に一、J. Japan New Meridian Medicine Vol.5,29-96、2016.
85) 宇土博：新経絡治療の特徴と発達障害および腰部脊柱管狭窄症の治療効果について、シンポジウム3「伝統医学　未知の領域」、日本東洋医学雑誌、第67回日本東洋医学会学術総会講演要旨集、118-119、2016.
86) 宇土博：新経絡治療の特徴と発達障害および腰部脊柱管狭窄症の治療効果について、ケア・ワークモデル研究会、第10回学術総会、抄録集、9-10,2016.
87) 宇土博、ブランランド由衣、宇土豪、大給利彦、桑原寛明：発達障害に対する新経絡治療の効果について―高機能自閉症を対象に―、第20回日本統合医療学会学術大会論文集、8-19、2016.
88) 宇土博：学習障害、発達障害の予防と新経絡治療―ADHD・注意欠如多動性障害を中心に―、J. Japan New Meridian Medicine Vol.6,35-90、2017.
89) ブランランド由衣：学習障害・発達障害に対する新経絡治療の効果、J. Japan New Meridian Medicine Vol.6,99-100, 2017.
90) 平郡恵子：帯状疱疹後神経痛の症例について、J. Japan New Meridian Medicine Vol.6,93-94, 2017.
91) 三谷昌弘：放射線治療科の外来で最近経験した症例、J. Japan New Meridian Medicine Vol.6,95-98, 2017.
92) 田島佐一郎：慢性便秘症に対する新経絡療法の有効性、J. Japan New Meridian Medicine Vol.6,103-95, 2017.
93) 春名優樹：私の新経絡治療経験、J. Japan New Meridian Medicine Vol.6,106-108, 2017.
94) 倉橋　徹：頸髄損傷者の上肢痛に対する新経絡治療の経験 - 麻痺側下肢から介入できた症例 -、J. Japan New Meridian Medicine Vol.6,109-110, 2017.
95) 白星伸一：化学物質過敏症に対する新経絡治療の効果、J. Japan New Meridian Medicine Vol.6,111-112, 2017.
96) 桑原寛明、宇土博：レーザーによる井穴（せいけつ）治療の血圧及び脈拍に対する影響の研究、J. Japan New Meridian Medicine Vol.6,113-114, 2017.
97) 白星伸一：リハビリ医療における新経絡治療の可能性について―新経絡治療を明日のリハビリテーションへ―、J. Japan New Meridian Medicine Vol.6,suppl.,2, 2017.
98) 倉橋徹：リハビリテーション医療における新経絡治療の可能性について―理学療法士の立場から―、J. Japan New Meridian Medicine Vol.6,suppl.,3, 2017.
99) WHO：Acupuncture：Review and Analysis of Reports on Controlled Clinical Trials, 2003.
100) LIFENCE：mag.gto.ac.jp/
101) 宇土博：職域におけるメンタルヘルスの実際―うつ病の予防と新しい統合治療を中心に―、第2回日本産業衛生学会　中国地方会研究会抄録、7-13、2017.
102) 矢野忠、森和：鍼通電刺激が脳血流量および脳代謝に及ぼす影響、全日本鍼灸学会雑誌、41(4)、377-384、1991.
103) Sae UCHIDA, Fusako KAGITANI, Atsuko SUZUKI, and Yoshihiro AIKAWA：Effect of Acupuncture-Like Stimulation on Cortical Cerebral Blood Flow in Anesthetized Rats, Japanese Journal of Physiology, 50, 495–507, 2000.

104) 内田さえ：体性―自律神経反射と鍼灸、Biomedical Thermology,33(1), 41-46,2013.
105) T. Rasmussen and W. Penfield: Further studies of sensory and cerebral cortex of man, Fed. Proc. 6, 452,1947
106) Allam H.,ElDine NG, Helmy G.: 代替医療、14(2)、109-14、2008.
107) ディグビー・タンタム：成人期のアスペルガー症候群、自閉症とアスペルガー症候群、ウタ・フリス編著、冨田真紀訳、東京書籍、261-316、1996.
108) 大島剛、川畑隆、伏見真理子、笹川宏樹、梁川恵、衣斐哲臣、菅野道英、宮井研治、大谷多加志、井口絹世、長嶋宏美：発達相談と新版K式発達検査　子ども・家族支援に役立つ知恵と工夫、明石書店、東京、2017.
109) フランシス・ジェンセン、エイミー・エリス・ナット：10代の脳―反抗期と思春期の子どもにどう対処するか、渡辺久子訳、文芸春秋、2015.
110) 岡田尊司：インターネット・ゲーム依存症、文芸春秋、2016.
111) 望月裕子、松岡恵、三隅順子、清水清美、木村好秀：妊婦運動が出産に対する自己効力感に及ぼす影響についての検討、母性衛生、48(4)、489-495、2008.
112) 中井章人、朝倉啓文、三宅秀彦、越野立夫、荒木勉：母体運動による胎児心機能変化に関する検討、日本産科婦人科学会雑誌、50(10)、757-764、1998.
113) 朝倉啓文、中井章人、山口稔、越野立夫、荒木勉：妊婦運動における母体および臍帯動脈の超音波血流速度計測の意義、日本産科婦人科学会雑誌、46(4)、308-314、1994.
114) 上田真寿美、足立淑子、田中みのり、小竹久美子、佐々木静子、佐藤千史、久保田俊郎：妊婦の精神的健康度と身体活動の関連、母性衛生、53(2)、367-374、2012.
115) 儀間繼子、仲村美津枝、大嶺ふじ子、玉城陽子、宮城万里子：妊娠中の運動が分娩に及ぼす影響、母性衛生、47(2)、358-364、2006.
116) 有井良江、名取初美：正常妊婦と外来通院切迫早産妊婦の生活活動内容と活動強度の比較、母性衛生、48(1)、74-81、2007.
117) 田村俊次：妊婦運動と母体循環動態の変動に関する研究、日本産科婦人科学会雑誌、49(7), 399-406, 1997.
118) 母性保護に係る専門家会合報告書、平成17年7月
119) 男女雇用機会均等法の母性健康管理の措置、労働基準法の母性保護規定、厚生労働省
120) 中井章人：周産期看護マニュアル、p46-55、東京医学社、2008.
121) Mozurkewich EL,Luke B, Anvi M, Wolf FM：Working conditions and adverse pregnancy outcome：a meta-analysis, Obstet Gynecol,95(4), 623-35, 2000.
122) El-Metwalli AG, Badawy AM, El-Baghdadi LA, El-Wehady A.：Occupational physical activity and pregnancy outcome.Eur J Obstet Gynecol Reprod Biol. 100(1)：41-5,2001.
123) 塚田一郎：勤労婦人と妊娠異常、母性衛生、18(3)、116-120、1977.
124) 一戸喜兵衛、下斗米啓介、菅原卓、林宏：勤労婦人の妊娠、分娩、胎児に与える影響に関する疫学調査、周産期医学14、735-740、1984.
125) 荒木智子、河合麻美、中邑まりこ、奥住彩子、飯高加奈子、板垣美鈴、山田紀子、市川保子：理学療法士における妊娠経過の実状―就労継続するための条件とは、理学療法―臨床・研究・教育19、49-53、2012.
126) 看護職員の労働実態調査「報告書」：医療労働、2014.

著者略歴

宇土 博(うど ひろし)

1979年広島大学医学部大学院卒。頸肩腕障害の研究で医学博士。1994年カンザス州立大経営工学科人間工学教室に留学（客員講師)。2000年広島文教女子大教授。2001年広島大医学部臨床教授。2011年日本新経絡医学会会長。友和クリニック（職業病外来）で、新経絡治療による発達障害、職業性うつ病、軽度外傷性脳損傷MTBI、腰痛、脊柱管狭窄症、頸肩腕障害などの治療に携わる。腱鞘炎予防Dr.Gripボールペン、腰痛予防ベルト、腱鞘炎予防園芸鋏Dr. Cut、疲れをとる寝返り促進布団Dr.Move、外反母趾改善靴ハナオエルゴなどを開発。著書は、「頸肩腕障害―職場における対策」、「事務労働と健康」、「産業医実践ガイド」、「公衆衛生学入門」、「福祉工学入門」、「上肢障害認定マニュアル」、「ワークデザイン」など。

発達障害は改善します ～未来を変えた11の症例～

2018年6月20日　第1版第1刷発行

著　　者／宇土　博

発 行 人／通谷　章

編 集 人／大森　富士子

発 行 所／株式会社ガリバープロダクツ

広島市中区紙屋町1-1-17

TEL 082（240）0768（代）

FAX 082（248）7565（代）

印刷製本／株式会社シナノパブリッシングプレス

ISBN978-4-86107-074-7　C0077　¥1200E